아픈 허리
되살리는
요 통
처방전

YOTSU NO JITSUGAKU
Copyright © 2015 by Hidetoshi ISHIGAKI
All rights reserved.
Illustration by Satoshi NAKAMURA, Yuya KANAI and Takeshi SHOJI
First published in Japan in 2015 by IKEDA Publishing Co., Ltd.
Korean translation rights arranged with PHP Institute, Inc.
through Danny Hong Agency.

이 책의 한국어판 저작권은 대니홍 에이전시를 통한 저작권사와의 독점 계약으로 루미너스에 있습니다.
저작권법에 의해 한국 내에서 보호를 받는 저작물이므로 무단전재와 복제를 금합니다.

척추·골반·발을 바로잡아 **통증을 없애고 자연치유력을 높인다**

아픈 허리 되살리는 요통 처방전

이시가키 히데토시 **지음** | 박소연 **옮김**

루미너스
LUMINOUS

머리말

원인을 알면 허리 통증은 반드시 낫는다!

이 책을 손에 들었다면 현재 본인이 허리 때문에 힘들거나 가족이나 친지가 요통으로 괴로워하는 사람일 것이다. 나의 진료실에도 매일 요통을 호소하는 환자들이 찾아온다.

실제로 요통은 2010년에 실시한 일본 국민생활 기초조사의 '자각증상이 있는 병 또는 상처'라는 항목에서 남성은 1위를, 여성은 2위를 차지했다. 한참의 시간이 흐른 지금도 이 순위는 여전하다. 이쯤 되면 요통을 가히 '국민병'이라 할 만하다.

많은 사람이 허리 때문에 힘들어하는 만큼 세상에는 요통의 원인이나 개선 방법에 대한 정보가 넘쳐난다. 직업상 나 역시 그러한 정보에 민감한데, 내용은 정말로 제각각이다. 환자를 위한 정보가 많다는 사실이 감사하긴 하지만 너무 많으면 어느 것이 맞는지 분간하기도 쉽지 않다.

흔히 말하는 허리에 통증이 생기는 원인을 몇 가지 요약하면 이렇다.

'요통은 찢어진 디스크가 유발한다.'

'요통은 골반 틀어짐의 문제다.'

'허리 근육이 뭉치면 요통이 생긴다.'

'내장 기관이 안 좋으면 허리도 아프게 된다.'

사실 요통의 원인은 이외에도 많다. 요통 치료가 까다로운 이유는 이렇게 사람마다 원인이 다르기 때문이다. 주변에서 '○○만 하면 요통이 낫는다!' 같은 광고도 많이 보게 되는데, 사람마다 원인이 다른 이상 한 가지 방법으로 모든 허리 통증이 낫는다곤 말할 수 없다.

그래서 이 책에서 나는 보다 많은 사람의 요통을 개선하기 위해 허리에 통증을 일으키는 원인을 다각적으로 분석해 체계화하였다. 그리고 각각의 원인에 맞는 개선 방법을 제안했다. 책에는 당신의 요통이 어떤 원인에 의해 발생한 것인지, 어떤 치료 방법을 택해야 하는지 파악하는 데 도움이 되는 체크리스트도 있다. 서양의학과 동양의학을 공부하고 통증관리전문가로서 오랜 시간 쌓아온 나의 치료 경험을 토대로 집필한 것이므로 신뢰해도 좋다. 당신의 허리 상태를 체크하고 요통의 원인을 찾는 데 좋은 참고 자료가 될 것이다.

나는 2004년 개원한 이래 만성통증과 이상 증상으로 고통받는 수많은 사람들을 치료해왔다. 20대의 젊은 회사원부터 고령의 환자까지 두루 진료하며 많은 사람이 통증으로부터 벗어나도록 도왔다. 그들을 진료하면서 한 가지 느낀 것은, 통증을 다스리려면 무엇보다도 자신의 몸에 대해 잘 알아야 한다는 사실이다. 지금 당신의 요통이 A라는 원인에 의해 발생했다고 해도 몇 년 후 다시 요통이 발생했을 때 그 원인이 A라고 단정할 수는 없다. B일 수도 있고, C일 수도 있기 때문이다. 그때 요통의 발생 구조와 자신의 몸에 대해 충분히 인지하고 있다면, 분명 제대로 된 접근법을 환자 스스로 찾아낼 수 있을 것이다.

갑작스러운 허리 통증은 큰 병의 신호일 가능성도 있으므로 먼저 전문병원을 방문해 진료를 받아보길 권한다. 심각한 디스크 환자이거나 통증 재발 빈도가 잦은 경우에는 무엇보다 병원 치료가 먼저다. 그러나 검사 결과에 별 문제가 없으니 약 먹고 쉬라는 말뿐이었거나 치료를 받아도 그때 잠시뿐이었다면, 내 몸의 어디에 문제가 있어서 요통이 생기는지 이제는 스스로도 알 필요가 있다. 의사나 약에만 의지하고 노력하지 않으면 절대 나의 병을 고칠 수 없다. 특히 요통과 같은 병은 더욱 그렇다.

요통의 발생 구조와 대처법을 배우고 내 몸에 대한 이해도를 높인다면, 만성적인 허리 통증뿐 아니라 다른 병에 걸리거나 상처가 났을 때에도 잘 대처하여 힘들지 않게 건강관리를 할 수 있다. 요통을 통해 나 자신을 알아가는 일, 나는 이것이 '요통 실학'이라고 생각한다.

이시가키 히데토시

CONTENTS

머리말 | 원인을 알면 허리 통증은 반드시 낫는다! 004
이 책의 활용법 012
꼭 알아야 할 핵심 키워드 013

PART 1
'이래서 낫지 않았다!'
병원에선 알려주지 않는 요통의 새로운 상식

허리를 치료해도 요통이 낫지 않는 이유 016
허리는 ○○만으로 낫지 않는다! 018
마음의 병도 통증의 원인이 된다 020
검사를 해도 이상이 발견되지 않는다? 022
원인을 알면 요통은 반드시 낫는다 024

COLUMN 요통과 설사의 밀접한 관계 026

PART 2

'원인은 이렇게 다양하다'
허리 통증이 생기는 이유와 발생 구조

보이는 요통과 보이지 않는 요통이 있다		030
허리 통증을 일으키는 세 가지 요소		032
마음의 문제가 근육에도 영향을 준다		034
내장에 이상이 있으면 근육에 통증이 발생한다		036
멀리 떨어진 부위도 직접적인 원인이 된다		038
요통의 원인 ❶ 허리뼈	영상 검사에서 이상이 발견된다	040
요통의 원인 ❷ 추간판·후관절	무리한 자세나 움직임으로 손상된다	042
요통의 원인 ❸ 목뼈·등뼈	목과 등의 문제가 허리로 나타난다	044
요통의 원인 ❹ 골반	골반이 변형되면 척추에 부담이 된다	046
요통의 원인 ❺ 발	발의 이상이 허리로 이어진다	048
요통의 원인 ❻ 체간	허리를 지지하는 체간의 힘이 약하다	050
요통의 원인 ❼ 자세	척추의 곡선에 문제가 있다	052
요통의 원인 ❽ 일상 동작	나쁜 자세로 하는 동작이 허리를 망가뜨린다	056
요통의 원인 ❾ 마음	스트레스가 요통을 부른다	058
요통의 원인 ❿ 호흡	호흡은 자세에 영향을 준다	060
요통의 원인 ⓫ 내장	내장의 이상으로 근육이 긴장한다	062

COLUMN 독일 축구 대표팀도 놀란 요가의 효과   064

PART 3

척추·골반·발
세 가지 토대로 생각하는
요통 예방과 치유

사람의 몸은 연결되어 있다	**068**
머리나 발목이 어긋나면 허리도 어긋난다	**072**
세 가지 토대에서 해결책을 찾는다	**074**
첫 번째 토대 척추 ❶ 척추를 지지하는 근육을 강화한다	**076**
첫 번째 토대 척추 ❷ S자 곡선과 부드러운 움직임이 중요하다	**078**
두 번째 토대 골반 ❶ 골반의 적당한 기울기와 고관절을 지킨다	**080**
두 번째 토대 골반 ❷ 엉치엉덩관절의 맞물림을 조정한다	**082**
세 번째 토대 발 ❶ 섬세한 움직임과 센서를 유지한다	**084**
세 번째 토대 발 ❷ 장딴지의 유연성을 회복한다	**086**
COLUMN 사람의 몸에는 빌딩과 같은 고도한 기능이 마련되어 있다	**088**

PART 4

'문제 부위를 찾아
제대로 해결한다'

세 가지 유형별 요통 개선법

요통 개선을 위한 기본 상식	092
모든 요통에 좋은 삼각 자세	094
요통 체크리스트	096

Ⓐ 척추가 원인인 경우 요통 개선법 — 098

코르셋으로 허리를 지키는 **드로인**	100
허리의 피로를 완화하는 **테니스공 마사지**	102
측면을 단련해 좌우 대칭을 맞추는 **사이드 브리지**	103
척추의 곡선을 유지하는 **브리지**	104
체간을 단련해 척추를 강화하는 **레그 & 암**	106
척추(등뼈)를 늘이는 **윌 트위스트**	108
어깨뼈를 풀어주는 **어깨뼈 외전 & 내전**	110
척추와 골반을 연동시키는 **캣 & 카우**	112
스트레스성 긴장을 풀어주는 **복부·쇄골 마사지**	114
허리뼈의 가동 범위를 넓히는 **허리뼈 관절 가동술**	116

Ⓑ 골반이 원인인 경우 요통 개선법 — 118

엉치뼈 움직임을 개선하는 **엉치엉덩관절·고관절 운동**	120
허벅지 뒤를 유연하게 하는 **한 발 들기**	122
골반을 안정시키는 **햄스트링 스트레칭 & 마사지**	124
고관절 기능을 높이는 **중둔근·소둔근 스트레칭 & 마사지**	126
골반 통증을 없애주는 **대둔근·이상근 스트레칭 & 마사지**	128
골반 균형을 맞추는 **대퇴근막장근 마사지**	130
요통을 예방하는 **장경인대 마사지**	131
허리뼈를 바르게 세우는 **장요근 스트레칭 & 마사지**	132
고관절 통증에 효과적인 **모음근 스트레칭 & 마사지**	134
골반 틀어짐을 바로잡는 **넙다리네갈래근 스트레칭 & 마사지**	136

C 발이 원인인 경우 요통 개선법 … 138

걷기가 편안해지는 **발바닥 마사지** … 140
허리 통증에 효과적인 **비복근 스트레칭 & 마사지** … 142
요통을 예방하고 완화하는 **가자미근 스트레칭 & 마사지** … 144
발과 내장 기능을 높이는 **전경골근 마사지** … 146
발목 움직임을 개선하는 **장비골근 마사지** … 148
발목의 가동 범위를 넓히는 **발목 관절 돌리기** … 150
발의 섬세한 움직임을 돕는 **발가락 가위바위보** … 151
고관절의 부담을 덜어주는 **발목 누르기** … 152

➕ **갑작스럽게 허리 통증이 느껴질 때 대처 방법**

허리를 굽히거나 펼 때 아프면 **뒷무릎 마사지** … 153
스트레스로 인해 요통이 생기면 **후두부 마사지** … 154
갑자기 허리를 움직이기 무서우면 **발목·발뒤꿈치 마사지** … 155
허리가 굳어지는 느낌이 들면 **히프 백** … 156

PART 5

'더 편안해진다!'
알아두면 도움되는 동양의학 관점에서의 통증

동양의학에서 보는 요통 치료법 … 160
간이 약해지면 근육에 이상이 나타난다 … 162
신이 약해지면 척추에 문제가 발생한다 … 164
경락의 경로는 근막과 흡사하다 … 166
'간신'을 높여서 요통을 물리친다 … 168
모든 치료는 내 몸과 감정에 귀 기울이는 것에서 시작된다 … 170

맺음말 | 요통 없는 쾌적한 날들을 되찾기를 … 172

이 책의 활용법

이 책을 효과적으로 활용하기 위해 각 장의 내용과 활용 방법을 알아두자.
치료법이 궁금한 사람은 4장에 수록된 체크리스트를 통해 맞는 방법을 선택한다.

 **PART 2** 허리 통증이 생기는 이유와 발생 구조 → p.28 먼저 원인을 찾자!

허리 통증의 원인은 아주 다양하다. 생각지도 못한 곳에 원인이 숨어 있을지 모르니 온몸을 살펴 어디가 문제인지 찾아보자.

 **PART 3** 요통 예방과 치유 → p.66 어떻게 치료하면 좋을까?

원인에 따라 치료 방법을 세 가지 유형으로 나누어 제안한다. 이 장에서는 그 의미와 효과에 대해 설명한다.

 **PART 4** 세 가지 유형별 요통 개선법 → p.90 꾸준히 따라 해보자!

체크리스트를 통해 자신이 어느 유형에 해당되는지 알아본 후 그에 따른 개선 방법을 실시한다.

 요통 원인별 체크리스트

- A 척추가 원인인 경우
- B 골반이 원인인 경우
- C 발이 원인인 경우

 **PART 5** 알아두면 도움되는 동양의학 관점에서의 통증 → p.158 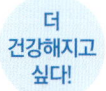 더 건강해지고 싶다!

동양의학은 서양의학과 다른 면에서 통증 완화와 건강관리에 도움이 된다. 몸과 마음이 편안해지는 통증 치료법을 알아보자.

꼭 알아야 할 핵심 키워드

이 책에 자주 나오는 신체 부위 두 곳을 소개한다.
미리 공부해두면 내용을 더 잘 이해할 수 있다.

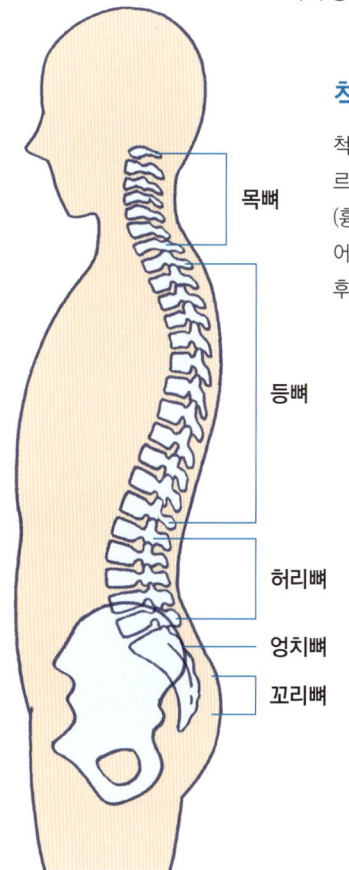

척추

척추는 26개의 뼈로 이루어져 있다. 각각의 부위에서 관절의 방향과 움직임이 다르기 때문에 명칭이 다르지만 모두 연동되어 있다. 위에서부터 목뼈(경추), 등뼈(흉추), 허리뼈(요추), 엉치뼈(천골), 꼬리뼈(미골)라고 불린다. 목뼈는 앞으로 휘어진 전만이고 등뼈는 뒤로 휘어진 후만이며, 허리뼈는 전만, 엉치뼈와 꼬리뼈는 후만을 이룬다. 전체적으로 척추는 완만한 S자 곡선을 그리는 것이 이상적이다.

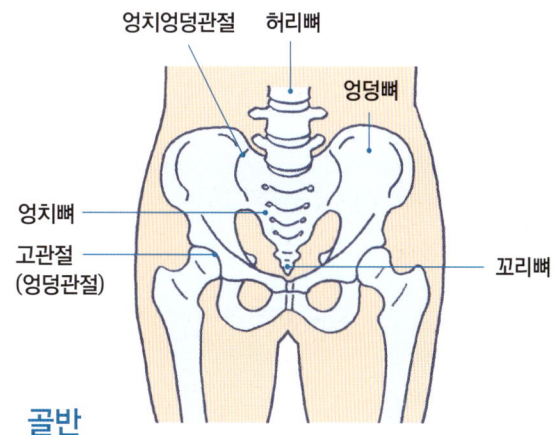

골반

엉치뼈, 꼬리뼈, 볼기뼈(궁둥뼈, 엉덩뼈, 두덩뼈)로 이루어져 있으며, 척추의 허리뼈와 다리의 대퇴골(넙다리뼈)을 잇는 중요한 부위다. 엉치뼈와 엉덩뼈는 강력한 인대로 둘러싸인 엉치엉덩관절에 의해 연결되어 있다.

운동 시 사용하는 도구

수건은 목욕 수건과 얼굴 수건 두 종류를 준비한다. 둘 다 말아서 사용하는데 어느 정도 단단해야 하므로 틈이 없도록 꽉 말아서 고정시킨다. 손수건은 매듭을 만든다.

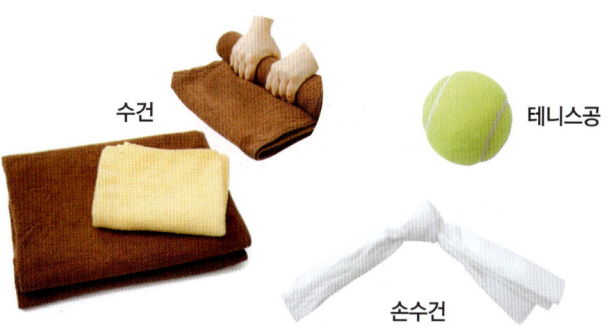

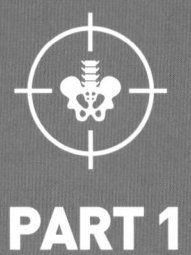

PART 1

'이래서 낫지 않았다!'

병원에선 알려주지 않는 요통의 새로운 상식

최근 허리 통증에 관한 연구가 활발해지면서 새로운 사실이 속속 밝혀지고 있지만, 아직 일반 사람들에게는 알려지지 않은 것들이 많다. 아무리 애를 써도 허리 통증이 낫지 않는 사람이라면 지금까지의 선입견을 버리고 나의 통증을 새롭게 바라보자. 요통의 새로운 상식에 대해 알면 당신의 요통이 극적으로 개선될지도 모른다.

01 허리를 치료해도 요통이 낫지 않는 이유

나의 진료실에는 몸의 다양한 부위에 통증을 호소하는 환자들이 찾아온다. 그중에서도 특히 허리 통증으로 힘들어하는 사람이 많다. 어느 날 갑자기 통증이 생겼거나 오랫동안 요통에 시달리는 등 아픈 부위도, 병을 앓은 기간도 제각각이다.

충분한 상담 후 내가 허리가 아닌 발이나 목을 만지면서 치료를 시작하면 대부분의 환자들이 당황해한다. 의심스러운 눈빛을 보내는 사람도 있고, 이렇게 직접 말하는 사람도 있다.

"선생님, 저는 허리가 아픈데요…."

환자들의 마음을 충분히 이해하기에 나는 몸의 전반적인 구조에 대해 설명한 후 치료를 계속한다.

"아픈 곳은 허리지만, 그 원인은 다른 곳에 있는 경우가 많습니다. 지금은 발에 문제가 있어 보이기 때문에 발을 치료해야 허리 통증이 나아집니다."

요통의 원인이 단순히 허리 한 부분에만 국한된다면 이야기는 간단하지만, 자세히 들여다보면 그리 단순하지가 않다.

그렇다면 왜 다른 부위의 이상이 허리에 통증을 유발할까?

사람의 몸은 전체적으로 연결되어 있기 때문이다. 이러한 내용은 3장에서 설명하고 있는데, 우리 몸의 관절과 근육을 감싸고 있는 근막은 머리끝에서 발끝까지 쭉 이어져 있다. 그래서 어느 한 부위에 이상이 생기면 멀리 떨어진 부위에까지 영향을 미치곤 한다. 전혀 이상한 일이 아니다.

허리를 뜻하는 한자 '요(腰)'를 보면 고기나 몸을 뜻하는 육달 '월(月)'과 요

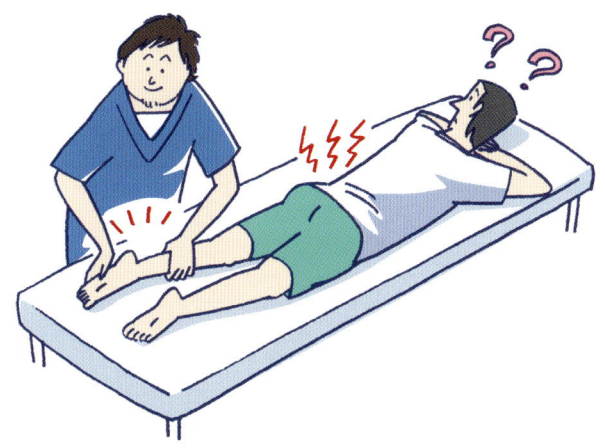

긴할 '요(要)'로 이루어져 있다. 합치면 몸에서 중요한 곳이라는 뜻이니, 허리가 인체에서 차지하는 비중을 헤아릴 수 있다. 한마디로 '허리는 인체의 주축'이라는 것이다.

중요한 부위인 만큼 몸의 다른 부위에 문제가 생기면 주축에도 영향을 미치게 된다. 즉, 발이나 골반, 척추 등에 문제가 생기면 요통으로 이어지기 쉽다는 말이다. 예를 들어 발에 문제가 생기면 몸 전체에 영향을 줄 수 있다. 골반에 문제가 생기면 서 있을 때뿐만 아니라 앉아 있을 때에도 허리뼈에 나쁜 영향을 미칠 수 있다. 당연히 척추에 문제가 생겨서 허리가 아픈 경우도 있다. 어찌 되었든 원인이 무엇인지를 찾아서 대응한다면, 허리가 아프다고 반드시 허리에만 시술하고 무조건 허리에서만 답을 찾으려 들지는 않을 것이다.

우리는 지금까지 허리가 아플 때 어떻게 했는가? 허리에 파스를 붙이거나 주무르거나 찜질을 하거나 이도 저도 아니면 가만히 누워 있었을 것이다. 이런 방법도 좋긴 하지만 만성적으로 생기는 요통은 절대 해결되지 않는다.

이 책을 손에 든 지금이 요통의 진짜 원인을 찾아낼 기회다. 허리가 아픈 이유는 다른 곳에 있을지도 모른다.

02 허리는 ○○만으로 낫지 않는다!

"○○만 하면 요통이 낫는다!"

허리 통증으로 괴로워하는 사람에게 이런 말은 자다가도 눈이 번쩍 뜨일 만큼 매력적으로 들린다. 하지만 요통은 매우 까다로워서 단 하나의 방법으로 모든 요통이 해소될 정도로 만만한 상대가 아니다. 만약 '○○만 하면' 낫는 요통이 진짜 있다고 하더라도 그 방법으로 모든 요통이 나을 거라는 기대는 하지 않는 편이 좋다.

나도 지금까지 살면서 세 번 요통을 경험했다. 첫 번째는 고등학생 때 운동을 너무 열심히 했더니 허리가 아팠고, 두 번째는 초보 치료사 시절로 그 당시 나는 정신적으로 스트레스를 많이 받는 상태였다. 세 번째는 동료의 시술을 받은 후 허리를 삐끗했을 때 아팠다. 이렇게 세 번의 요통을 경험했는데, 세 번 모두 원인이 달랐기 때문에 당연히 치료 방법도 달랐다.

수도에 연결된 긴 호스에서 물이 나오지 않는 상황을 한번 떠올려보자. 물이 필요해서 수도꼭지를 틀었는데 호스에서 물이 안 나온다면 왜 안 나오는지 원인을 찾아야 한다. 긴 호스의 중간이 막혔을지도 모르고, 어딘가에 구멍이 나서 물이 새고 있을지도 모른다. 애초에 수도꼭지를 잘못 틀었거나 저수량이 너무 적었을 가능성도 빼놓을 수 없다.

이렇게 여러 각도로 원인을 찾지 않으면 물이 나오지 않는 상황에 대한 적절한 대처법은 찾기 어렵다. 원인을 찾지도 않고 다짜고짜 '구멍을 막으면 호스에서 물이 나온다!'라거나, '물을 세게 틀면 막힌 부분이 뚫려서 물이 나온다!'라는 식의 말을 믿을 수 있을까?

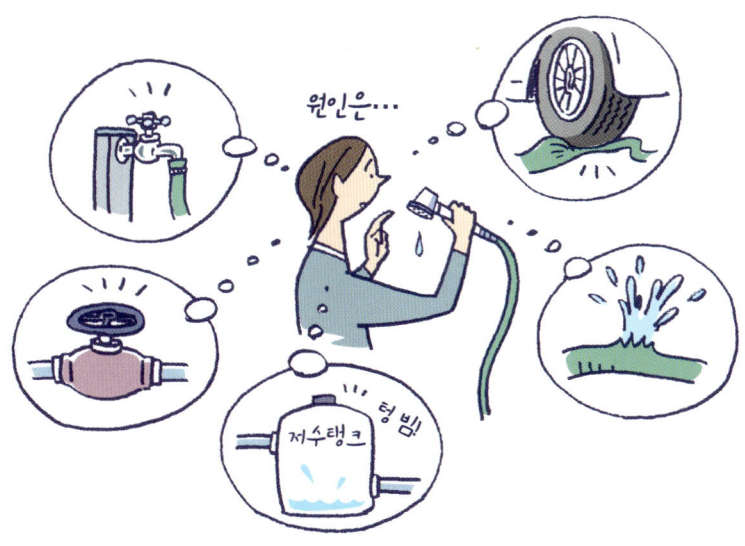

　물론 우연히 그 방법으로 물이 나올 수도 있다. 하지만 주먹구구식으로 해선 아무것도 해결되지 않을 때가 더 많다.

　허리 통증을 제대로 치료하기 위해서는 '○○만 하면'이라는 말에 휘둘리지 말고, 진짜 원인이 무엇인지를 찾아야 한다. 이때 원인이 하나라고 단정짓지 않는 태도가 중요하다. 호스의 막힌 부분을 발견했다고 하더라도 막힌 부분만 뚫어주면 된다고는 말할 수 없기 때문이다. 또 다른 부위가 막혔을 수도 있고, 다른 부위에 구멍이 크게 났을 수도 있다.

　요통도 마찬가지다. 골반이 틀어져서 허리가 아픈 사람에게 정신적인 스트레스가 더해져 통증이 심해졌다면 그 사람의 요통을 해소하기 위해서는 골반을 정상적인 상태로 되돌리는 방법과 정신적인 스트레스를 경감하기 위한 방법이 동시에 필요하다.

　'○○만 하면' 요통이 낫는다고 단정하지 말고, 자신에게 필요한 최선의 방법을 알고 선택하는 일이 중요하다.

마음의 병도
통증의 원인이 된다

나는 젊었을 때 서양의학과 함께 동양의학을 배웠다. 동양의학에서는 몸이 아픈 원인을 '내인', '외인', '불내외인'이라는 세 가지로 분류한다. 먼저 내인은 감정을 포함한 마음의 문제를 가리킨다. 외인은 세균이나 바이러스, 추위나 더위 등 외부적인 원인이다. 불내외인은 과식, 과음, 과로 등이다. 동양의학에서는 이러한 원인으로 몸이 아프게 된다고 말한다.

허리 통증도 내인과 관련이 깊다고 여긴다. 허리 통증이 마음의 문제와 연관되어 있다는 이야기를 처음 들었을 때는 말도 안 된다고 생각했다. 그때는 내인에 의해 일어나는 통증을 의심했다. 하지만 실제로 진료를 하다 보니 마음이 원인인 요통이 있다는 사실을 확인하게 되었다. 많은 요통이 복합적인 원인으로 발생하지만 마음과 깊이 연관된 경우가 분명히 있다.

현대 의학에서 허리 통증은 추간판(디스크) 탈출이나 골격을 중심으로 한 구조의 이상으로 발생한다고 말한다. 그런데 최근에는 정신적인 스트레스와 관련된 요통이 상당히 많다는 사실이 밝혀지고 있고, 이를 강조한 서적들도 잇따라 출간되고 있다.

마음이 요통에 영향을 주는 이유도 알게 되었다. 건강한 뇌는 세로토닌 같은 통증 완화 물질을 내보내는데, 스트레스 상태가 지속되면 세로토닌 분비량이 줄어들어 뇌가 통증을 더 강하게 느낀다. 또한 스트레스는 자율신경계에 영향을 주어서 근육을 긴장하게 하고 혈류를 저하시켜 요통을 일으킨다.

이런 상태에서 통증이 나타나는 부위만 치료하는 것은 요통을 개선하기 위한 대처법으로 충분하지 않다. 통증이 나타나는 부위를 정상적인 상태로 되돌

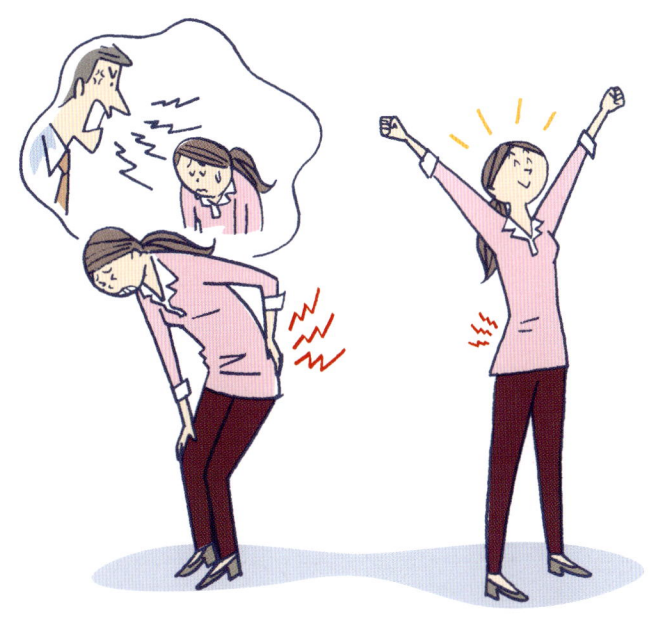

리는 동시에 스트레스와 긴장을 줄이는 방법에 대해서도 생각해야 한다.

그런가 하면, 요통은 내장 기능의 이상에 의해 발생하는 경우도 있다. 위장 기능 저하가 허리 통증으로 이어지는 경우가 그렇다. 드물게 암이나 세균성 감염이 허리 통증으로 나타나는 경우도 있다. 여성들은 생리 등으로 인한 호르몬 불균형이 요통을 불러오기도 한다.

요통의 원인은 정말로 다양하다. 보통 허리가 아프면 아픈 부위만 바라보게 되는데 마음이나 내장에는 문제가 없는지 살피고, 현재 자신의 생활환경이 통증이 없던 시절과 비교해서 무엇이 달라졌는지 객관적으로 바라볼 필요가 있다. 지금까지 몰랐던 허리 통증의 해결책을 알게 될지도 모른다. 자신과 주변의 모든 것을 살피고 대처 방법을 고민하는 치료법을 나는 '어라운드 테라피'라고 부른다.

검사를 해도
이상이 발견되지 않는다?

허리가 아파서 병원에 가면 여러 가지 영상 검사를 받게 된다. 상태에 따라 가장 기본적인 엑스레이검사부터 CT검사(컴퓨터단층촬영), MRI검사(자기공명영상)까지 하게 되는데, 이런 검사를 해도 환자의 80%는 이상이 발견되지 않는다고 한다. 허리 부위의 추간판이나 후관절 등에 특이할 만한 이상이 없는데도 통증을 호소하는 사람의 수가 압도적으로 많다는 것이다. 참으로 이상한 일이 아닐 수 없다.

그런가 하면, 영상 검사에서 추간판 탈출이 꽤 진행되었는데도 정작 당사자는 아무런 통증을 느끼지 못하는 경우도 있다. 이 역시 참으로 특이할 만한 일이다. 그래서인지 최근에는 이런 말도 들린다.

'대부분의 요통은 근골격(근육과 뼈)과 관계가 없고, 원인은 다른 곳에 있다.'

정말 그럴까? 물론 요통은 마음의 문제와도 관련이 깊고 내장 기능 저하와도 관계가 있다. 그러나 검사에서 이상이 발견되지 않았다고 해서 요통의 80%가 근골격의 이상과 무관하다고는 말할 수 없다.

애초에 영상 검사 결과에서 이상이 없으면 그 부위는 괜찮다고 생각하는 것 자체가 문제다. 현대 의학의 영상 검사는 아주 진보하여 미세한 부분까지 정밀하게 찍지만, 그렇다고 해서 만능일 리는 없다. 영상 검사에도 한계가 있다고 냉정하게 생각할 필요가 있다. 통증이 있다면 아무리 검사 결과가 정상이라고 해도 영상에 찍히지 않을 만한 미세한 문제가 일어나고 있다고 봐야 한다. 그 부위에서는 분명히 움직임이나 기능적인 문제도 동시에 발생하고 있을 것이다.

따라서 검사 결과로만 요통을 진단하고 받아들이는 데에는 한계가 있다.

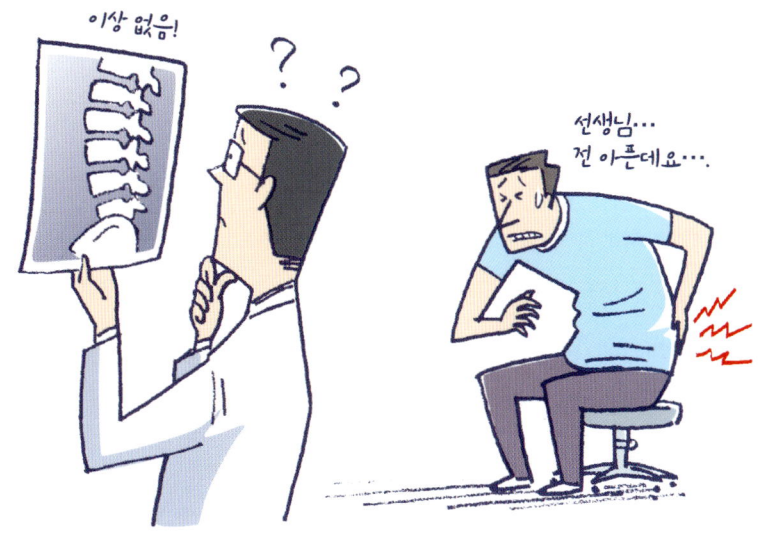

어디까지나 통증을 느끼는 환자의 감각을 믿고, 그에 따라 진단과 처방을 고려해야 한다.

이 책에서는 검사 결과가 정상으로 나왔다고 하더라도 영상에 찍히지 않은 문제가 발생하고 있다는 생각을 전제로 요통의 원인을 찾는다. 요통을 근본적으로 해결하기 위해서는 이런 자세가 중요하다.

그렇게 찾은 원인은 크게 척추, 골반, 발 세 가지 유형으로 나눌 수 있다. 이 세 부위는 인체를 지지하는 토대로서, 이곳에 무언가 문제가 생기면 허리에 통증이 발생하기 쉽다. 그러므로 검사 결과가 정상으로 나온 사람이라 해도 어리둥절할 필요는 없다. 영상에 찍히지 않은 미세한 문제가 일어나고 있다는 생각을 갖고 무엇이 허리 통증을 유발했는지 알아보면 된다. 어느 한 곳이라고 단정하지 말고 척추, 골반, 발 등 온몸을 두루 살펴보자.

원인을 알면 요통은 반드시 낫는다

허리 통증은 대부분 환자 스스로 개선할 수 있다. 물론 요통 중에는 전문적인 치료를 필요로 하는 경우도 있다. 추간판 탈출이 극심하거나 세균성 감염, 결핵균 등이 허리에 통증을 일으킬 때가 그렇다. 이런 경우를 제외하면 98%의 요통은 수술 없이 좋아질 수 있다.

하지만 허리 통증은 좋아졌다고 해도 곧 재발하는 일이 빈번하다. 왜 그럴까? 대다수가 자신에게 생긴 요통의 진짜 원인을 모르기 때문이다. 통증을 일으키는 근본 원인을 해결하지 못했기 때문에 일시적으로 좋아졌다가도 금세 재발하는 것이다.

이 책에서는 무엇이 허리에 통증을 유발하는지 자세하게 설명하고 있다. 그중 자신에게 해당되는 사항은 일부에 지나지 않을지도 모르지만, 요통을 일으키는 원인에는 어떤 것들이 있는지 전반적으로 알아두면 허리 건강을 지키는 데 도움이 되리라 확신한다. 아마 생각지도 못한 곳에 요통의 원인이 숨어 있다는 걸 알게 되면 깜짝 놀랄 것이다.

최근에는 요통의 원인으로 고관절(엉덩관절), 골반, 척추, 체간, 엉치엉덩관절이 자주 거론된다. 전부 요통과 관련된 중요한 신체 부위임에는 틀림없다. 하지만 틀어진 골반을 교정하면 낫는 요통이 있다고 하더라도 그것만으로 모든 요통이 나아질 리는 없다. 체간 강화의 중요성은 인정하지만 체간을 강화해도 좋아지지 않는 요통이 있다.

일단 허리가 아프니까 원인은 허리에 있을 것이라는 선입견부터 버리자. '○○만 하면' 요통이 나을 것이라고도 기대하지 말자. 요통을 일으키는 원인

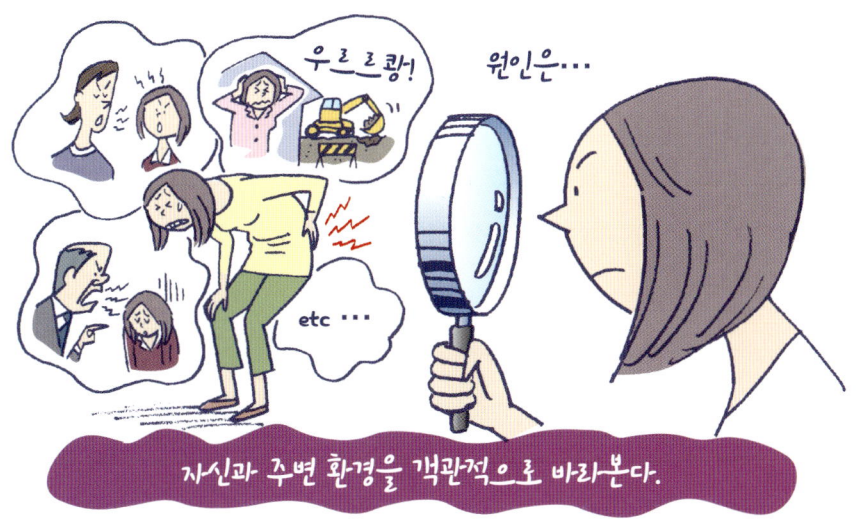

에는 어떤 것들이 있는지 확실히 이해한 다음 자신의 몸을 신중하게 살펴보자.

통증의 진짜 원인이 분명해지면 환자 스스로 개선할 방법이 보인다. 이 책에서 나는 병원이나 약에 의지하지 않고 무엇을 하면 좋을지 구체적으로 설명했다. 특히 누구나 쉽게 따라 할 수 있도록 유형별 요통 개선 방법을 소개했는데, 그 안에 자신에게 해당되는 방법이 분명히 있을 것이다.

요통은 일상생활에 영향을 끼쳐 삶의 질을 떨어뜨린다. 오랫동안 허리 통증에 시달린 사람일지라도 포기하지 말고, 오늘부터 천천히 시도해보자. 분명 요통이 없던 쾌적한 날들을 되찾을 수 있을 것이다.

COLUMN

요통과 설사의 밀접한 관계

우연히 TV에서 토론 프로그램을 보고, '역시 그렇군!' 하고 깨달은 적이 있다. 비슷한 상황에 처한 사람들끼리 출연해서 일종의 토크 배틀을 벌이는 프로그램이었는데, 해당 편에서는 '허리가 아픈 사람 VS 배가 차가운 사람'의 대결로 방영되었다. 요통으로 힘든 그룹과 배가 차가워서 항상 설사를 하는 그룹이 등장해 자신들이 얼마나 더 괴로운지 서로 한바탕 치열하게 토론하는 것이다.

그런데 프로그램이 시작될 때부터 나는 이 두 그룹을 대립시키는 것은 조금 무리가 있다고 생각했다. 왜냐하면 배가 차가운 사람이 허리가 아파서 고생하는 경우도 많고, 허리가 아픈 사람 중에도 자주 설사를 해서 괴로운 사람이 있기 때문이다.

요통의 원인에는 여러 가지가 있는데, 내장 기능 저하도 중요한 원인 중 하나다. 설사를 자주 하는 사람은 허리가 아프기 쉽고, 요통으로 힘들어하는 사람 중에는 설사를 하는 사람이 많다.

이런 생각을 하면서 TV를 보는데 출연자들의 대화가 갑자기 다른 방향으로 흐르기 시작했다. 배가 차가운 사람들이 "사실은 나도 허리가 아프다"라고 말하고, 허리가 아픈 사람들이 "항상 설사를 해서 힘들다"라고 고백을 한 것이다. 허리 통증과 내장 기능 저하의 관계를 알고 있던 나는 이때 '역시 그렇구나'라고 생각했다. 허리가 아픈 이유는 다양하다는 사실을 다시 한 번 더 절감했다.

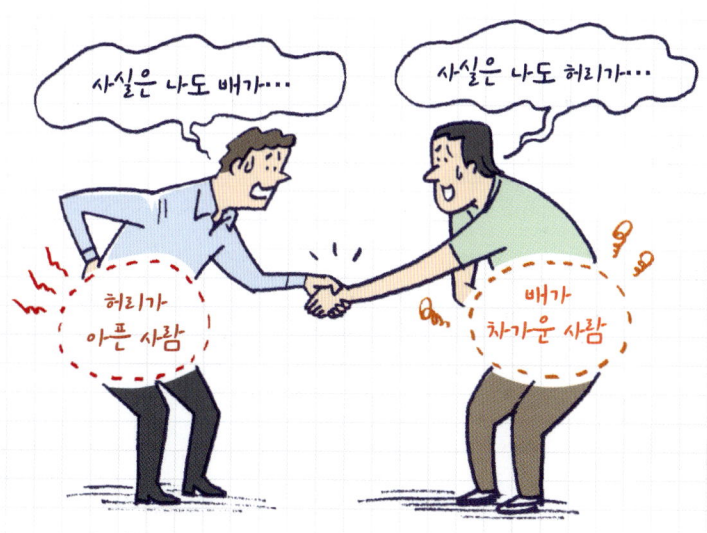

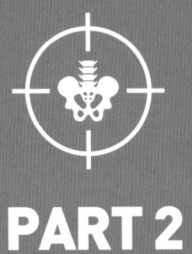

PART 2

'원인은 이렇게 다양하다'

허리 통증이 생기는 이유와 발생 구조

일생에 한 번은 경험하게 되고, 그중 절반 이상은 1년 이내에 재발을 겪는다는 요통.
원인은 하나가 아니라 정말로 다양하다. 그리고 같은 사람이라고 해도 매번 같은 원인으로
요통이 발생한다고 단정할 수는 없다. 이 장에서 소개하는 다양한 원인 중에서
나의 요통은 어디에 해당되는지 알아보자.

보이는 요통과 보이지 않는 요통이 있다

•• 영상 검사에서 발견되지 않는 요통도 있다

요통에는 보이는 요통과 보이지 않는 요통이 있다. 보이는 요통은 X선, CT, MRI 등 의료기관에서 실시하는 영상 검사에서 확실한 이상이 발견되는 요통이다. 흔히 '허리디스크'라고 부르는 추간판탈출증[1]을 비롯해 척추관협착증, 척추전방전위증, 척추압박골절 등이 해당되며, 진단이 내려지면 그에 맞는 치료가 이루어진다.

보이지 않는 요통은 허리에 통증은 있지만 영상 검사에서 확실한 이상이 발견되지 않는 경우를 말한다. 이러한 경우 의학적으로 원인이 확실하지 않기 때문에 원인에 따른 근본적인 치료를 할 수 없을 때가 많다. 이런저런 가능성을 따져보긴 하나 결국에는 진통제 처방 후 충분히 쉬라는 말이 전부다.

의학 용어로 보이는 요통은 '특이적 요통', 보이지 않는 요통은 '비특이적 요통'이라고 부른다. 이외에 다른 감염증이나 종양 등이 원인인 요통도 일부 있기는 하지만, 비특이적 요통이 요통 전체의 약 85%에 달해 압도적인 비중을 차지한다. 이 책은 비특이적 요통을 대상으로 한다.

비특이적 요통은 영상 검사에서 이상이 발견되진 않았으나 근육의 긴장이나 관절의 움직임에 문제가 생겼다고 생각할 수 있다. 이렇게 보이지 않는 기능적인 이상에 주목하고, 왜 일어나는지 다양한 각도로 살펴보는 태도가 요통 개선에는 필요하다.

[1] 추간판탈출증, 척추관협착증, 척추전방전위증의 자세한 내용은 p.41 참조. 척추압박골절은 낙상에 의해 척추가 부서지는 것을 말한다.

요통의 분류

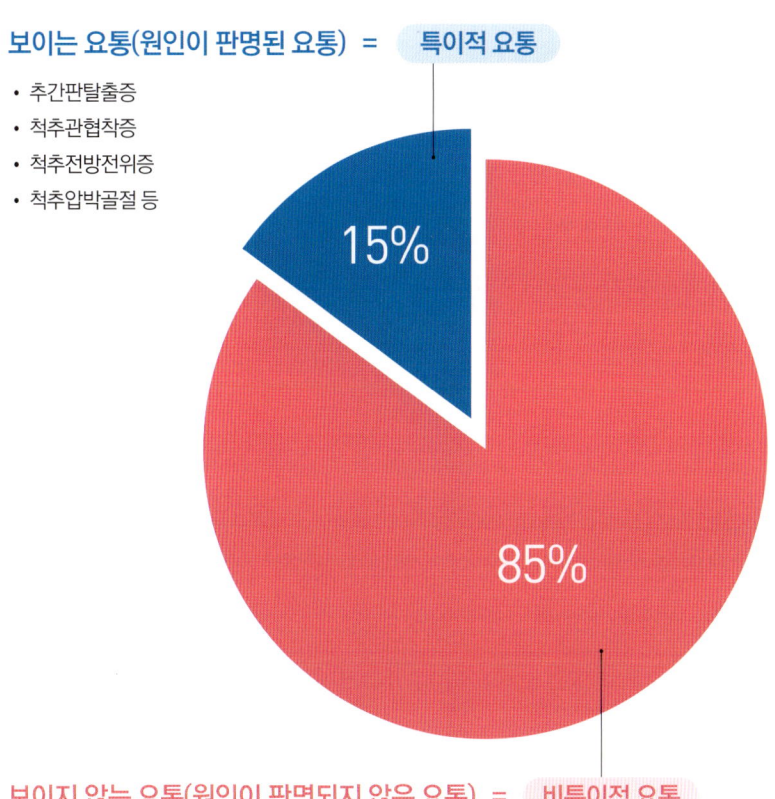

보이는 요통(원인이 판명된 요통) = 특이적 요통
- 추간판탈출증
- 척추관협착증
- 척추전방전위증
- 척추압박골절 등

15%

85%

보이지 않는 요통(원인이 판명되지 않은 요통) = 비특이적 요통

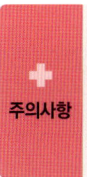 주의사항 강한 통증이 계속되는 사람, 밤에 통증이 심해지는 사람, 다리가 아프거나 저린 증상이 있는 사람은 의료기관을 방문하여 진찰받기를 권한다.

(요통의 85%는 원인을 모른다)

허리 통증을 일으키는 세 가지 요소

●● 근골격, 내장, 마음이 밀접하게 관계한다

요통이라는 말을 들으면 많은 사람이 근육이나 골격(특히 추간판)의 이상을 떠올린다. 척추의 허리 부분에 장애가 일어났거나 그 주변의 근육을 다쳤다고 생각하기 쉽다. 이런 생각이 틀린 것은 아니다. 설령 영상 검사 결과가 정상으로 나오더라도 근육이나 뼈에 문제가 생겼다고 생각할 수 있다. 하지만 허리에 통증이 생기는 이유는 그렇게 단순하지 않다.

무거운 물건을 들다가 허리를 삐끗하거나 운동 중 허리를 무리하게 사용해서 발생하는 근육이나 뼈 손상에 의한 요통이 분명히 있다. 반면, 이렇다 할 계기가 없는데도 요통으로 괴로워하는 사람이 있다. 이것은 무엇을 의미할까? 눈에 보이는 형태로 허리에 부담을 주지 않더라도 요통이 발생할 수 있다는 의미다. 요통에는 '마음'이나 '내장'의 문제가 관계할 때도 있기 때문이다.[1]

말도 안 된다고 생각할지 모르지만, 근육이나 골격은 마음이나 내장과 관련이 깊다. 그렇기 때문에 직장에서 인간관계로 스트레스를 많이 받거나 위장 기능이 약해져 설사를 계속하는 사람은 몸살 같은 근육통을 앓거나 때로는 요통이 생길 수 있다. 여성의 경우 호르몬 불균형 때문에 불안감을 느끼게 되거나 월경 이상이 계속되면, 그것이 원인이 되어 요통이 발생할 수도 있다.

이처럼 허리 통증은 물리적으로 특별한 사고가 없어도 발생할 수 있다는 사실을 염두하고, 이제부터 허리를 아프게 하는 세 가지 요소에 대해 하나씩 살펴보자.

---

[1] 최근 의료 현장에서는 통증이 있는 환자에게 '생물·심리·사회적 모델'로 접근해 치료하도록 조치하고 있다. '생물학적 요인'이란 근육, 뼈, 신경 등의 손상, 몸에 생기는 염증이나 면역반응 등을 말한다. '심리적 요인'은 심리적으로 스트레스를 받고 있는지 어떤지 하는 마음의 문제를 말하고, '사회적 요인'은 실직 등 현재 처한 사회적인 환경을 가리킨다.

허리를 아프게 하는 세 가지 요소

마음(감정)

비특이적 요통을 앓는 사람 대다수가 정신적인 스트레스의 영향을 받는다고 한다. 마음과 요통의 관계는 34쪽이나 58쪽을 참조한다.

내장(몸 내부)

위장이 약한 사람, 호르몬 균형이 쉽게 무너지는 사람, 월경에 의한 이상이 있는 사람은 요통이 발생하기 쉽다. 내장과 요통의 관계는 36쪽이나 62쪽을 참조한다.

근육·골격(몸 외부)

허리 주변뿐 아니라 언뜻 보기에 허리와 관계가 없을 것 같은 근육이나 골격의 이상도 요통으로 이어질 수 있다. 근육·골격과 요통의 관계는 38~57쪽을 참조한다.

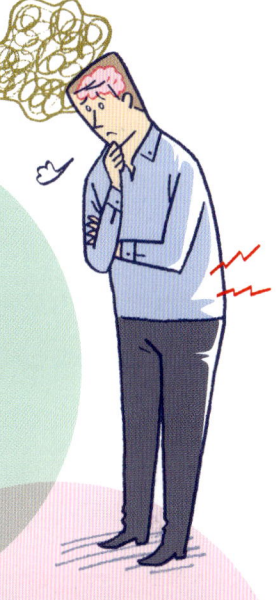
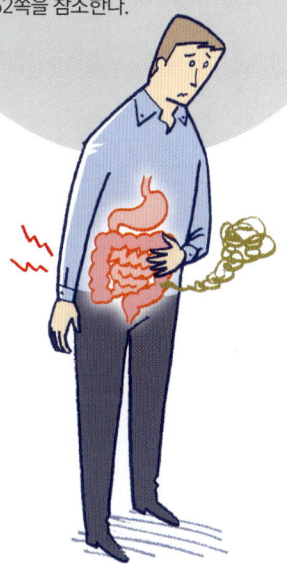
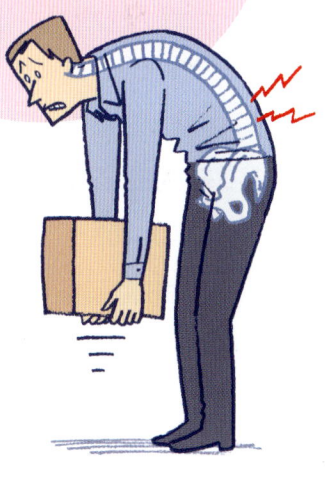

마음의 문제가 근육에도 영향을 준다

●● 스트레스는 근육을 긴장하게 한다

아무리 마음의 문제가 요통에 관계한다고 말해도 이해가 되지 않는 사람이 많을 것이다. 실제로 요통으로 힘들어하는 사람 중에서 처음부터 스트레스 때문에 요통이 발생했다고 생각하는 사람은 거의 없다. 그러나 마음의 문제가 관계하는 요통은 의외로 많다고 알려져 있다.

극심한 스트레스를 받아서 무언가 마음에 문제가 생기면 근육은 지속적으로 긴장한다. 그 상태가 계속되면 혈류가 저하하여 허혈 상태(혈류 공급이 급격하게 부족해지는 상태)가 되기 때문에 통증을 유발하는 물질이 축적된다. 이후에 '경결'이 생겨 근육 본래의 기능을 상실하면 자세가 무너지고 결국 요통으로 이어지게 된다. 경결이란 본래 부드러워야 할 근육과 근막(근육과 내장을 감싸는 막) 등의 조직이 염증에 의해 두꺼워지거나 유착해서 딱딱해지는 상태를 말한다. 일반적으로 뻐근하다고 느끼는 것이 '근육 경결'이다.

한 예로 환자 중에 오랫동안 요통을 달고 산 40대 여성이 있었다. 허리뼈와 골반을 움직이기 힘들어해서 치료를 했는데 일시적으로 증상이 좋아졌다가 이내 다시 통증이 도지곤 했다. 그래서 한번은 작정하고 자세한 이야기를 들어보니 직장에서 스트레스를 많이 받고 있었다. 몸보다 마음의 문제가 통증을 일으키는 듯했다. 나는 그녀에게 되도록 몸을 움직여 스트레스를 발산하고, 고민을 털어놓을 만한 상대를 찾으라고 권했다. 이후 마음이 문제라는 사실을 받아들인 그녀는 스스로 스트레스를 줄이고 명상을 하면서 차츰 요통이 좋아졌다.

불안이나 긴장으로 인한 마음의 문제가 어떻게 통증을 일으킬 수 있는지는 뒤에서 더 상세히 소개했다.

마음의 문제가 근육에 미치는 영향

정신적으로 스트레스를 받으면 자율신경 중 교감신경의 활동이 활발해진다. 그 상태가 지속되면 근육이 긴장하고 혈관 수축을 초래해 근육 주변이 허혈 상태가 된다. 한마디로 혈액의 흐름이 나빠진다. 산소가 공급되지 않아 산소 결핍 상태가 된 근육에는 통증을 일으키는 '통증 유발 물질'이 만들어진다. 혈류 저하가 개선되지 않으면 통증 유발 물질이 증가 및 축적되어 통증으로 나타난다.

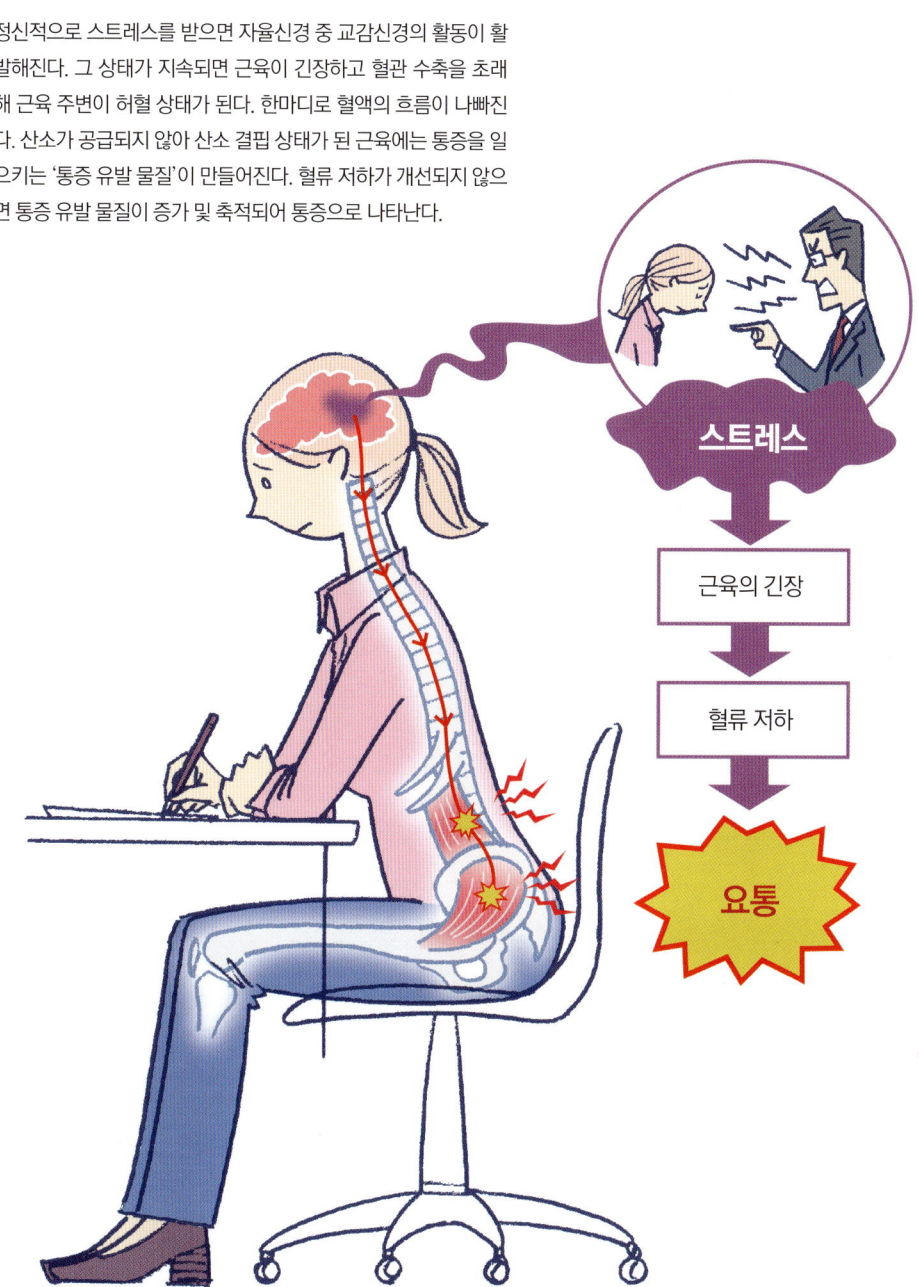

내장에 이상이 있으면 근육에 통증이 발생한다

●● 몸속 이상이 겉으로 드러난다

근육과 골격은 몸속 내장과도 밀접하게 관계한다. 예를 들어 맹장염 같은 심한 염증이 내장에 발생하면 바깥쪽 복벽이 긴장한다. 자율신경반사[1]에 의해 내장의 이상이 근골격에 이상을 불러오는 것이다.

다만, 여기에서 언급하는 요통에 관계하는 내장의 이상은 병명이 나오지 않는 기능 이상을 말한다. 환자 스스로 자각하지 못하는 위장의 피로나, 변비, 설사, 생리불순 같은 기능 이상이 실제로 요통에 관계하는 경우가 있다. 내장에 뭔가 이상이 생기면 자율신경을 통해 바깥쪽 근육을 무의식적으로 긴장시키기 때문에 혈류가 저하되거나 일상적인 자세가 무너지게 된다.

내장과 근육은 자율신경으로 연결되어 있어서 서로 영향을 준다. 모든 내장의 문제가 허리 근육으로 나타나는 것은 아니지만, 예를 들어 대장에서 일어난 문제가 척추의 척수를 통해 뇌에 전달되고, 동시에 허리의 근육을 수축시켜 딱딱하게 굳는 현상이 발생할 수 있다. 이것을 '내장체성반사'라고 부른다.

마음 상태도 내장 기능에 영향을 준다. 내장 기능은 교감신경[2]과 부교감신경[3]이라는 자율신경에 의해 통제되는데, 정신적으로 스트레스를 받으면 교감신경의 활동이 활발해져 소화기나 비뇨기의 기능이 떨어진다.

이렇게 내장의 기능이 저하되면 근육과 골격에 영향을 미쳐 요통을 일으키는 원인이 된다. 결론적으로 근골격, 마음, 내장은 서로 밀접하게 관계하면서 허리 통증을 일으킨다.

[1] 자율신경은 순환기, 소화기, 호흡기 등 내장 활동에 관여한다. 자신의 의지로 통제할 수 없는 신경이며 자율신경에 관계하는 반사(어느 자극에 대하여 무의식적으로 일으키는 반응)를 '자율신경반사'라고 부른다.

[2] 낮 동안이나 활동 시 긴장하거나 흥분할 때 활발해지는 자율신경.

[3] 야간에 긴장을 풀고 쉴 때 활성화하는 자율신경.

내장의 문제가 근육에 미치는 영향

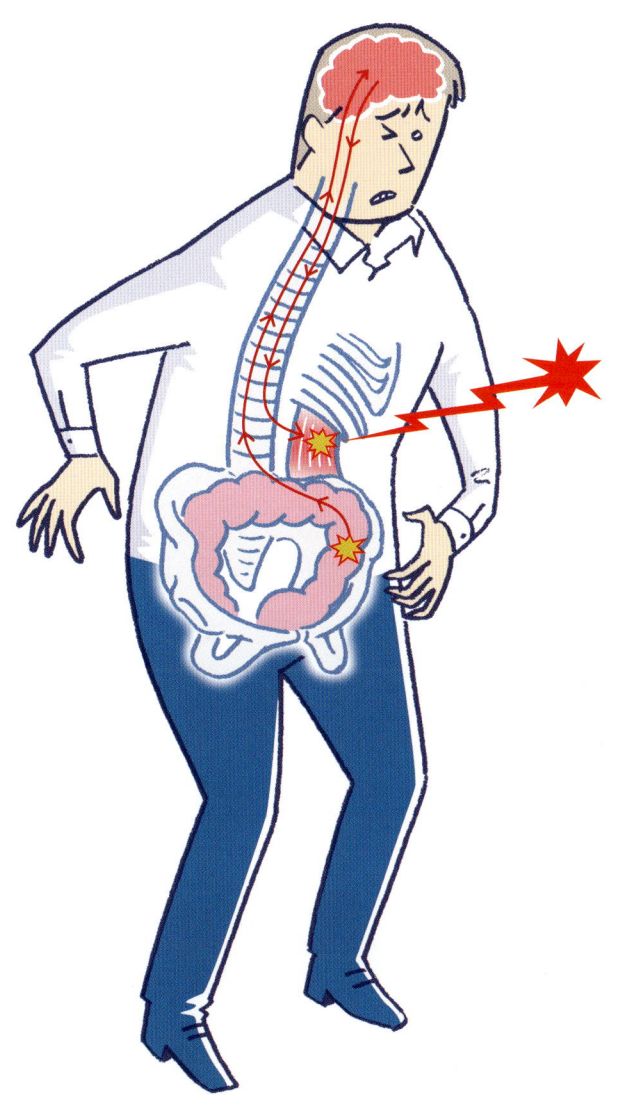

내장과 근육은 자율신경으로 연결되어 있어서 서로 영향을 준다. 모든 내장의 문제가 허리 근육으로 나타나는 것은 아니지만, 대장과 같은 장기에 문제가 생기면 허리 근육이 굳을 수 있다.

(내장의 문제를 의식하지 못하는 사이
자율신경반사에 의해 허리 근육이 딱딱해진다)

멀리 떨어진 부위도 직접적인 원인이 된다

●● 요통을 불러일으키는 통증 유발점

허리 통증 중에는 통증 유발점(트리거 포인트)에 의해 발생하는 요통도 있다. 근막통증증후군[1]의 특징 중 하나인 통증 유발점은 근육이 '딱딱한 띠'처럼 굳어지는 것을 말한다. 권총의 방아쇠를 당기면 총알이 멀리 떨어진 과녁에 맞듯이, 통증 유발점을 강하게 압박하면 멀리 떨어진 연관통 부위에 통증을 일으킨다.

주로 중둔근(p.83), 요방형근(p.79), 다열근(p.79), 엉덩갈비근(p.79) 등에 생기는 통증 유발점 때문에 요통이 발생한다. 통증 유발점이 생기는 주원인은 운동이나 나쁜 자세로 인해 자신도 모르는 사이에 근육과 근막이 미세하게 손상을 입어서인데, 정신적 스트레스나 내장의 이상이 관계하는 경우도 있다.

통증 유발점이 형성되면 떨어진 부위에 통증이 나타나기 때문에 아픈 부위를 치료해도 잘 낫지 않아서 치료가 힘들다. 더구나 원인이 되는 통증 유발점을 제대로 찾아내지 못하면 통증이 반복된다.

개선 방법에는 여러 가지가 있지만 혼자서 할 수 있는 방법은 '허혈성 압박 마사지'가 기본이다. 무리가 되지 않는 선에서 압박하여 허혈 상태를 만든 다음 손가락을 떼면, 그 자리에 혈액이 몰려 굳었던 근육이 풀린다. 보통 10~30초 정도 압박하는데, 압박한 부위에 압통(피부를 세게 눌렀을 때 느끼는 아픔)이 줄어들면 반복하여 굳은 근육을 풀어준다. 통증 유발점이 몸의 얕은 부분에 있다면 스스로 낫게 할 수 있지만, 깊어서 압통이 심하고 치료가 필요한 경우에는 전문가에게 맡겨야 한다.

[1] 근육이 원인이 되어 몸에 통증이나 저린 증상이 나타나는 병으로, 'MPS(Myofascial Pain Syndrome)'라고도 불린다.

통증 유발점이란?

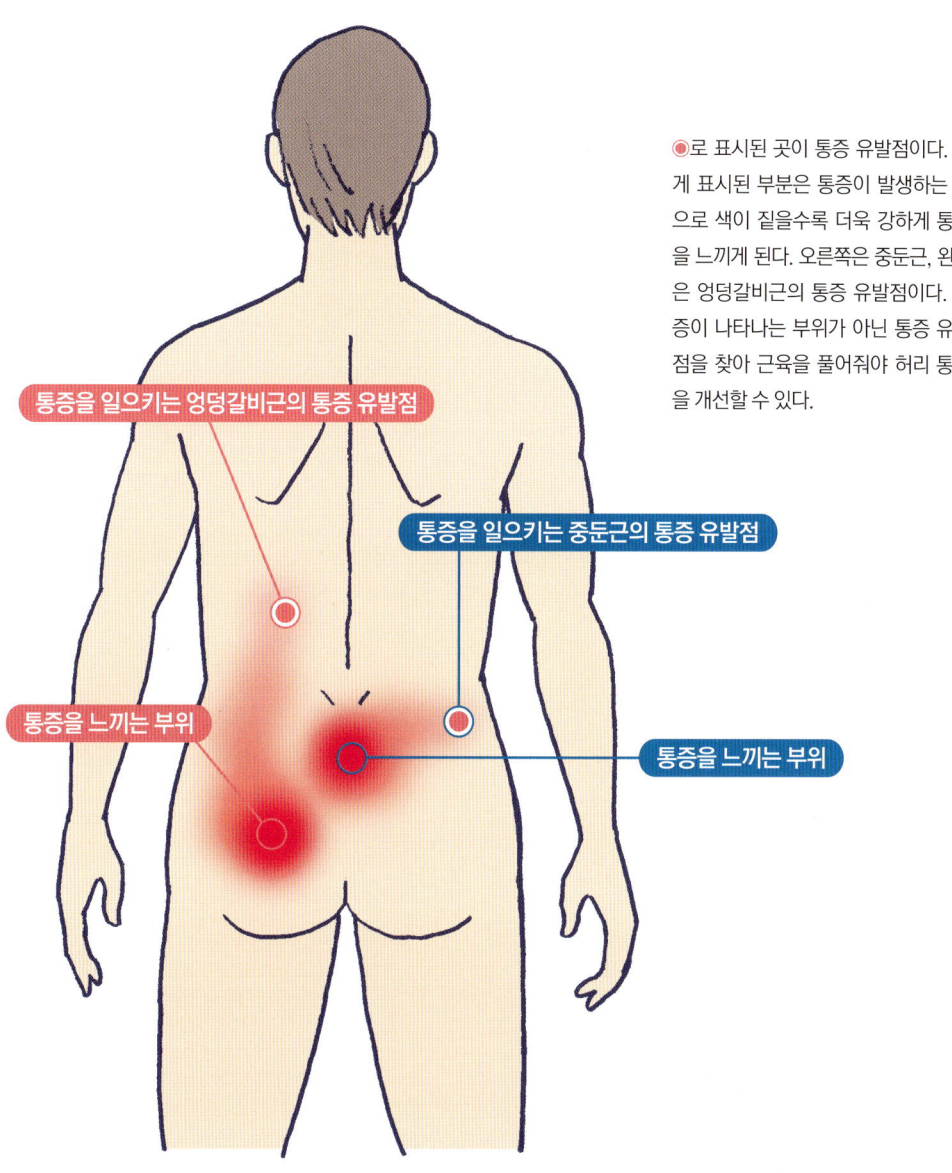

●로 표시된 곳이 통증 유발점이다. 붉게 표시된 부분은 통증이 발생하는 곳으로 색이 짙을수록 더욱 강하게 통증을 느끼게 된다. 오른쪽은 중둔근, 왼쪽은 엉덩갈비근의 통증 유발점이다. 통증이 나타나는 부위가 아닌 통증 유발점을 찾아 근육을 풀어줘야 허리 통증을 개선할 수 있다.

통증을 일으키는 엉덩갈비근의 통증 유발점

통증을 일으키는 중둔근의 통증 유발점

통증을 느끼는 부위

통증을 느끼는 부위

요통의 원인 ❶ 허리뼈
영상 검사에서 이상이 발견된다

●● 허리뼈는 자주 움직이는 만큼 부담이 크다

척추[1]에서 허리에 해당하는 부분을 '허리뼈'라고 한다. 허리뼈는 5개의 척추뼈가 겹쳐져 있고, 뼈 사이에 쿠션 역할을 하는 '추간판(디스크)'이 있다. 그리고 각각의 척추뼈는 후방에 있는 '후관절'로 연결되어 있다. 허리뼈에는 주로 하체의 감각 및 운동과 관련된 신경이 분포한다.

똑바로 섰을 때 허리뼈는 가벼운 곡선을 그리는데, 이를 '요추 만곡'이라고 부르며 직립 이족보행을 하는 사람의 특징이다. 척추의 부드러운 S자 곡선은 체중을 적절하게 분산시키고, 움직일 때 충격으로부터 뇌를 보호하는 역할을 한다.

허리 통증은 이러한 허리뼈 자체에 이상이 생겨 발생하는 경우가 있다. 예를 들어 의료기관에서 추간판탈출증(허리디스크), 척추관협착증, 척추전방전위증 등의 진단을 받은 사람은 허리뼈에 영상으로 확인 가능한 이상이 있다는 의미다.

그러나 영상 검사를 해도 특별한 이상이 발견되지 않는 경우도 있다. 이런 요통에는 관절의 움직임 문제나 추간판 경도의 변성[2], 근육의 긴장 등 영상에서 알기 어려운 이상이 일어나고 있을 것으로 보인다.

허리뼈는 척추의 다른 부위에 비해 가동 범위가 큰 특징이 있다. 등뼈는 갈비뼈와 붙어 있어서 많이 움직일 수 없지만, 허리뼈는 마음대로 크게 움직일 수 있다 (상체를 구부렸다 펴는 동작의 75%는 허리뼈가 담당한다). 그런 만큼 문제가 발생하면 장애가 커서 우리를 힘들게 한다.

---

1 척추는 목뼈, 등뼈, 허리뼈, 엉치뼈, 꼬리뼈의 다섯 부위로 나뉜다. 자세한 사항은 p.13 참조.

2 여기에서는 퇴행성 변성(노화에 의해 세포나 조직의 대사 활동이 저해되어 어떤 물질이 축적된 상태)을 의미한다. 예를 들면 인대의 석회화나 척추체의 골극 형성(뼈의 연골이 가시 모양으로 변형된 것) 등이 있다.

대표적인 척추 질환

추간판탈출증

외상이나 노화, 나쁜 자세 등으로 인해 추간판에 큰 압력이 가해지면 섬유륜이 찢어져 추간판 안의 수핵이 밖으로 밀려 나와 척추신경을 압박하게 된다. 심하면 염증까지 생겨 더 위험해진다. 허리통증뿐 아니라 다리에도 통증이 생기거나 저린 증상이 나타난다.

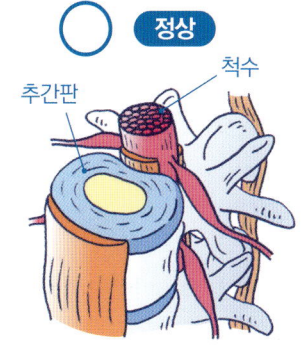
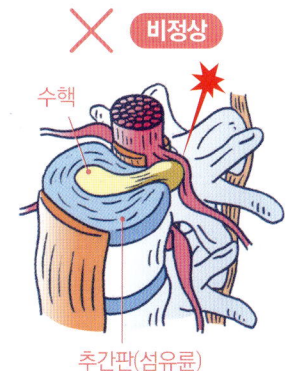

척추관협착증

노화에 따른 척추나 인대의 변성 때문에 척수가 지나는 척추관이 좁아져 척추관 속 신경을 압박하는 것이 원인이다. 허리부터 다리에 걸쳐서 통증이나 저린 증상, 몸에 힘이 쭉 빠지는 증상이 나타난다. 그림은 허리뼈를 위에서 내려다본 모습이다.

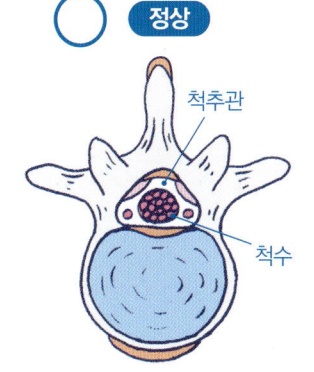
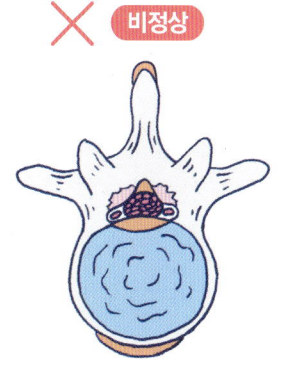

척추전방전위증

허리뼈를 과도하게 늘이거나 외상 등에 의해 허리뼈의 등 쪽에 있는 척추뼈고리가 부러진다. 5번째 허리뼈에서 흔하게 발생하는데, 부러진 부위의 위 척추뼈가 아래 척추뼈보다 배 쪽으로 밀리는 것이 전위증이다. 증상이 없는 사람도 있지만 요통이 있거나 하반신이 저리고 아픈 사람도 있다.

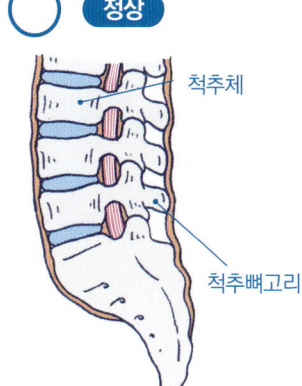
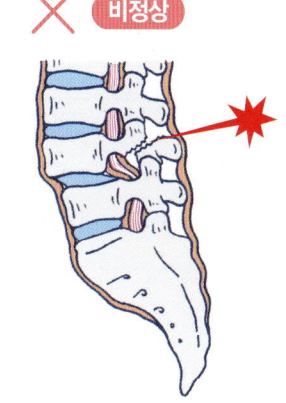

요통의 원인 ❷ 추간판·후관절

무리한 자세나 움직임으로 손상된다

●● 무리한 움직임으로 손상이 일어나면 요통으로 이어진다

허리뼈 중에서도 특히 문제가 잘 생기는 부위가 '추간판'과 '후관절'이다. 이 부위에 뭔가 이상이 일어나면 허리 통증이 발생한다.

　허리뼈의 추간판은 다른 부위보다 두께가 두껍고, 상체의 무게를 견딜 수 있도록 되어 있다. 추간판 덕분에 우리는 자유롭게 허리를 굽혔다 폈다 할 수 있는 것이다. 하지만 평상시 자세가 나쁘거나 무리한 움직임을 반복하면 추간판 자체에 미세하게 손상이 가해져 통증이 발생할 수 있다. 이를 테면 몸을 앞으로 구부리거나 구부린 채로 허리를 비트는 동작은 추간판에 손상을 줄 수 있으므로 주의해야 한다. 또 추간판이 얇아져 본래의 기능을 잃고 불안정해지면 위아래 관절에 부담이 증가하면서 주변 근육이 긴장하게 되므로 요통이 생길 수 있다.

　후관절은 운동 경기 중 격하게 움직이거나 다리를 헛디딜 때 자주 손상을 받는다. 하지만 후관절에 문제가 있어도 알아채지 못하는 경우가 대부분이다[1]. 후관절의 움직임 문제는 위아래 관절이나 주변 근육, 나아가서는 추간판에도 영향을 주기 때문에 훗날 통증으로 이어질 수 있다.

　추간판은 혈관을 통해 영양분이 공급되는데, 20세가 지나면 영양 공급이 중단된다. 따라서 주변의 혈관에서 영양분을 흡수할 수 있도록 운동을 생활화하는 것이 중요하다. 예를 들어 걷기 운동을 하면 주변 조직을 통해 영양이 공급되기 때문에 추간판이 튼튼해진다. 아울러 추간판을 손상시키는 무리한 자세나 움직임은 반드시 바로잡아야 한다.

[1] 대부분은 후관절의 가동성이 저하되어도 자각증상이 거의 없다. 하지만 그런 상태가 오래 지속되면 척추의 극상 돌기에 살짝 스치기만 해도 아프거나, 제3자에게 가볍게 눌러달라고 했을 때 그 부분만 감각이 다른 경우가 많다.

추간판·후관절의 통증 메커니즘

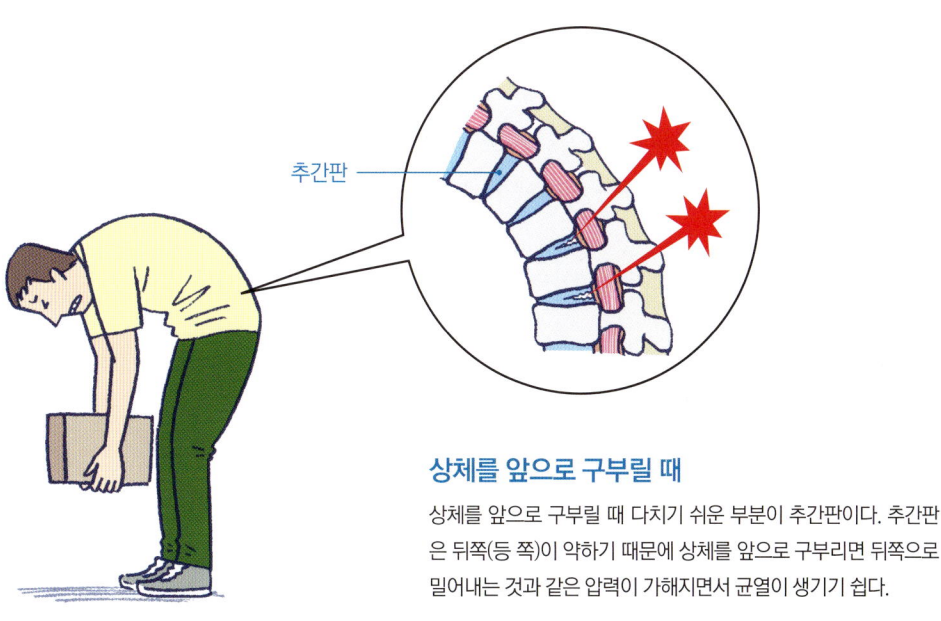

상체를 앞으로 구부릴 때

상체를 앞으로 구부릴 때 다치기 쉬운 부분이 추간판이다. 추간판은 뒤쪽(등 쪽)이 약하기 때문에 상체를 앞으로 구부리면 뒤쪽으로 밀어내는 것과 같은 압력이 가해지면서 균열이 생기기 쉽다.

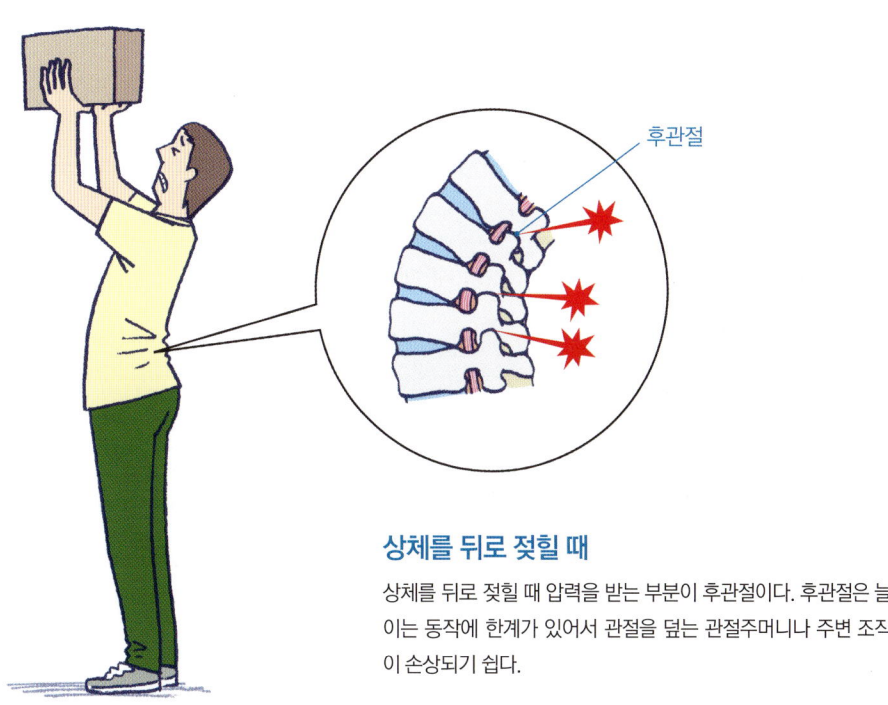

상체를 뒤로 젖힐 때

상체를 뒤로 젖힐 때 압력을 받는 부분이 후관절이다. 후관절은 늘이는 동작에 한계가 있어서 관절을 덮는 관절주머니나 주변 조직이 손상되기 쉽다.

요통의 원인 ❸ 목뼈·등뼈

목과 등의 문제가 허리로 나타난다

•• 머리의 위치나 나쁜 자세도 원인이 된다

요통을 일으키는 원인은 허리뼈 외에도 많은데, 목뼈나 등뼈의 문제가 허리에 영향을 주기도 한다. 척추는 전체적으로 연동되어 있어서 위쪽에서 일어나는 이상이 아래쪽에도 영향을 주기 때문이다.

예를 들어 머리의 위치가 좋지 않으면 척추에 여러 가지 문제가 나타난다. 머리가 앞으로 나와 있으면 목뼈는 자연스러운 C자형 곡선을 잃고 머리 무게를 분산하지 못하여 목, 어깨, 등 근육이 피로해지고 딱딱하게 굳게 된다.

그런가 하면, 평상시 자세가 바르지 않아 등뼈가 고양이 등처럼 구부러진 사람도 있고, 반대로 막대기처럼 일자로 뻗은 사람도 있다. 이처럼 등뼈의 척추정렬[1]이 좋지 않으면 허리뼈는 본래의 자연스러운 곡선을 잃게 되고, 결국 작은 움직임에도 추간판이나 후관절에 부담이 증가해 허리에 통증이 생기기 쉽다.

이렇듯 아픈 부위는 허리지만 근본 원인은 머리의 위치나 목뼈의 문제, 나아가서는 흉곽(등뼈와 갈비뼈, 가슴뼈로 둘러싸인 부위)이나 등뼈에 있는 사례가 적지 않다. 실제로 내가 요통 환자를 치료할 때 허리에는 거의 손을 대지 않는 경우도 많다. 근본적인 원인은 사람마다 다르기 때문에 허리만 보면 해결하기 어려운 요통도 있다.

[1] 배열을 의미한다. 척추 하나하나의 위치 관계나 척추의 자연스러운 곡선을 가리킨다.

목뼈의 문제로 생기는 요통 메커니즘

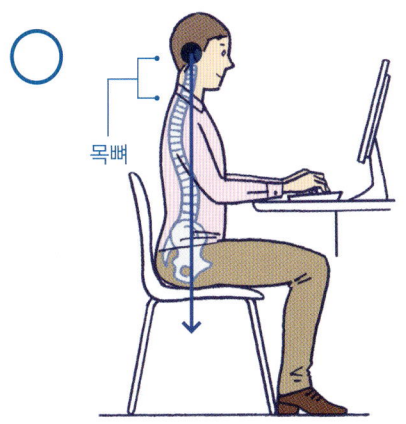

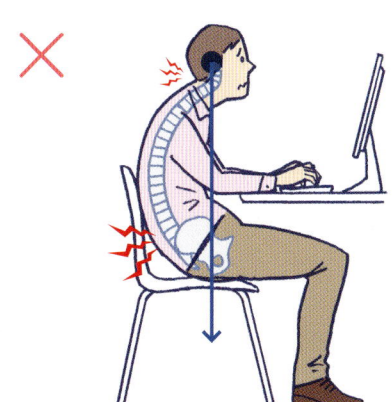

목뼈는 척추 중 목에 해당되는 부분을 말한다. 본래는 앞쪽으로 완만한 커브를 그리는데 일자로 변형되었거나 뒤쪽으로 휘어지게 되면 머리의 무게를 제대로 분산하기가 어렵다.

머리의 무게를 분산하지 못하면 척추는 물론, 중력에 지지 않으려 크레인처럼 머리를 뒤로 끌어당기는 여러 근육들이 피로해진다. 머리의 위치가 좋지 않으면 등에서 허리까지의 곡선도 흐트러진다.

등뼈의 문제로 생기는 요통 메커니즘

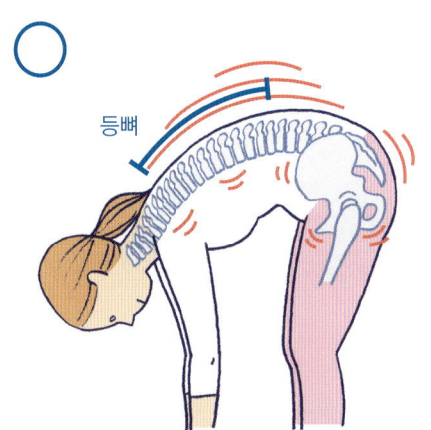

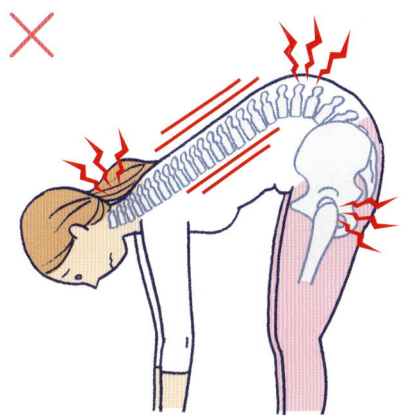

등뼈는 척추 중 등과 가슴 부분을 말한다. 본래는 상체를 앞으로 구부리는 동작을 할 때 등이 둥그렇게 휘어져서 힘을 분산할 수 있다.

등뼈가 쇠파이프처럼 일자이고 고관절도 뻣뻣해졌다면 결국 허리만 구부리는 상태가 되어 허리뼈에 부담이 커진다.

요통의 원인 ❹ 골반
골반이 변형되면 척추에 부담이 된다

●● 골반은 왜 변형될까?

척추는 위에서부터 목뼈, 등뼈, 허리뼈로 이어지고, 그 아래에 엉치뼈[1]가 있다. 엉치뼈는 골반의 중앙에 위치하며 체중을 좌우로 분산하는 역할을 한다. 엉치뼈와 골반의 엉덩뼈가 이어지는 부분은 '엉치엉덩관절'이라고 부른다. 이렇게 척추와 골반은 서로 연결되어 있기 때문에 골반이 틀어지면 그 영향이 척추에도 미친다. 특히 영향을 크게 받는 부분이 엉치뼈 바로 위에 위치한 허리뼈다.

예를 들어 똑바로 섰을 때 골반이 한쪽으로 기울어져 있다면 허리뼈 윗부분이 골반을 대신해 머리를 바른 위치에 놓기 위해 조정을 한다. 허리뼈는 움직임이 자유롭기 때문에 몸의 균형을 맞추는 데 상대적으로 용이한 까닭이다. 따라서 골반이 기울어지면 그만큼 허리에 부담이 가중된다. 의자에 앉아 있을 때도 마찬가지다. 현대인은 의자에 앉아서 일할 때가 많은데, 이때 골반이 틀어지면 허리에 무리한 부담을 주게 된다.

그렇다면 골반이 기울어지거나 틀어지는 이유는 무엇일까?

골반 변형의 원인 중 하나는 예상 밖의 힘이 엉치엉덩관절에 전해져서 관절의 맞물림이 나빠지는 것이다. 최근 들어 이러한 엉치엉덩관절의 이상이 요통의 원인으로 주목받고 있다. 골반 변형을 야기하는 원인은 그뿐만이 아니다. 엉덩이 근육, 햄스트링, 대요근, 넙다리네갈래근[2] 등 고관절을 움직이는 큰 근육들의 장력이 제대로 균형 잡히지 않으면 골반을 본래의 정상적인 자리에 놓고 유지하기가 어려워진다.

[1] 엉치뼈, 엉치엉덩관절의 자세한 내용은 p.83 참조.

[2] 엉덩이 근육(대둔근, 중둔근, 소둔근 등의 엉덩이 근육), 햄스트링(허벅지 뒤쪽 근육), 대요근(허리 깊숙이 위치한 근육), 넙다리네갈래근(넙다리 앞쪽 근육)의 자세한 내용은 p.83 참조.

골반의 문제로 생기는 요통 메커니즘

사무실 등에서 앉아서 일할 때 골반이 한쪽으로 기울어져 있으면 머리를 제 위치로 유지하기 위해 허리와 척추에 부담이 가중된다. 그림에서는 골반이 왼쪽으로 기울어져 있기 때문에 요방형근은 오른쪽이 이완되고 왼쪽이 수축된다. 반면, 엉덩이 근육은 오른쪽이 수축되고 왼쪽이 이완된다. 근육은 오랫동안 수축되어 있으면 그대로 뭉치고 굳어지는 경향이 있어서 몸이 틀어지거나 통증을 일으키는 원인이 된다.

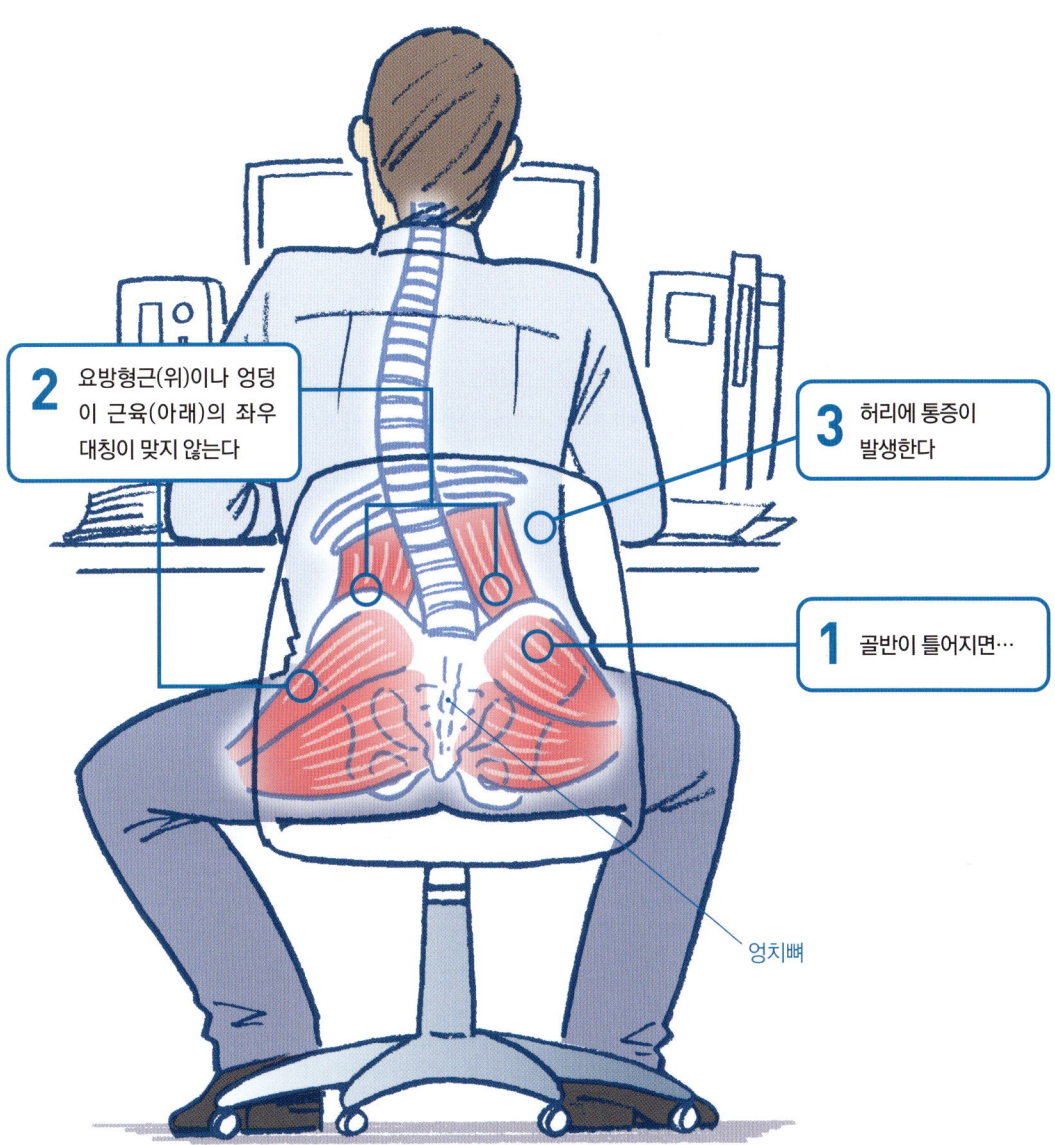

2 요방형근(위)이나 엉덩이 근육(아래)의 좌우 대칭이 맞지 않는다

3 허리에 통증이 발생한다

1 골반이 틀어지면…

엉치뼈

요통의 원인 ❺ 발

발의 이상이 허리로 이어진다

•• 발의 문제가 고관절을 거쳐 허리에 나타난다

앞에서도 잠깐 언급했지만 요통을 일으키는 원인이 골반 아래쪽에 존재하는 경우도 있다. 특히 발[1]의 다양한 문제가 고관절을 거쳐 골반에 영향을 주고 허리에까지 통증을 유발한다.

발목을 자주 삐어서 발목이 변형되거나 발목을 움직일 때 좌우 균형이 맞지 않는 사람이 적지 않다. 이런 사람은 일어서거나 걸을 때 발바닥에서 전해지는 힘이 무릎 → 고관절 → 엉치엉덩관절 → 허리뼈 순으로 위쪽을 향해 연쇄적으로 이어지다가 어딘가에서 뒤틀리거나 힘이 몰리게 된다. 그러한 부자연스러운 상태는 시간이 지나면서 허리 통증으로 이어진다.

대표적인 발 문제로는 발의 아치[2]가 무너져서 발이 엄지발가락 쪽으로 휘는 '회내 증후군'이 있다. 이러한 문제가 있으면 건강을 위해 하는 걷기나 달리기가 오히려 허리는 물론이고 무릎에도 부담을 주게 된다.

이외에도 오목발이나 오다리인 사람에게 많이 나타나는 '회외 증후군(발이 새끼발가락 쪽으로 휘는 증상)' 상태에서는 장경인대의 과긴장이 허리에 영향을 주기도 한다. 그래서 나는 허리가 아픈 사람을 진료할 때 반드시 골반과 발의 상태도 확인한다.

[1] 이 책에서 '다리'는 골반 아래 전체를, '발'은 무릎 아랫부분(종아리)을 가리킨다.

[2] 발바닥 한가운데가 부드럽게 아치를 그리는 상태가 이상적이다. 아치가 없으면 평발, 너무 심하면 오목발이 된다.

다리의 문제로 생기는 요통 메커니즘

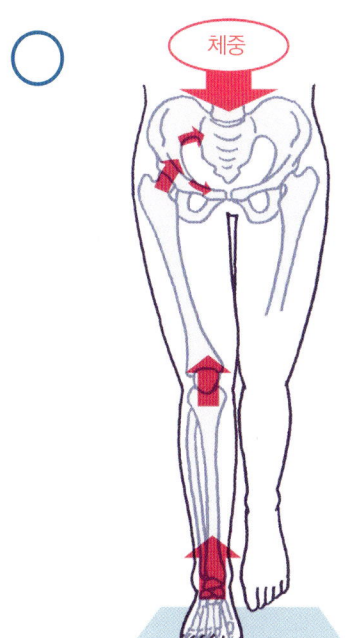

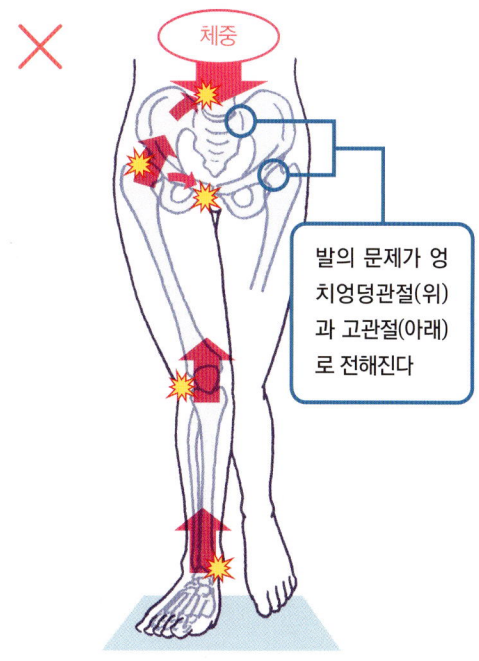

발의 문제가 엉치엉덩관절(위)과 고관절(아래)로 전해진다

발을 제대로 바닥에 디디면 바닥에서 전해지는 힘은 무릎, 고관절, 엉치엉덩관절, 두덩결합으로 전해지는 동안 흡수된다.

발이 변형되었거나 정상이 아닌 경우에는 힘이 흡수되지 못하고 허리나 다른 여러 부위에 부담을 주어 통증의 원인이 된다.

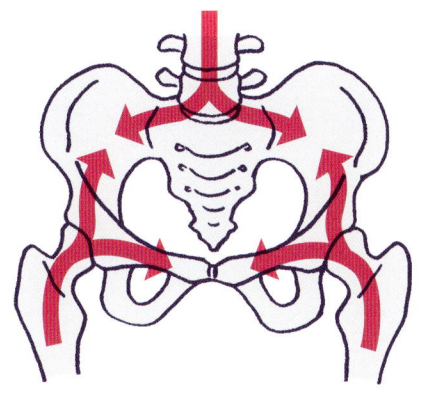

발 상태가 좋으면 골반에서 힘이 분산된다

골반에서는 체중 등 위에서 받는 힘과 발바닥에서 전해오는 아래에서 받는 힘이 합류한다. 발, 척추, 골반이 틀어지지 않았다면 그림처럼 힘이 두 방향으로 분산되어 허리에 부담이 되지 않는다.

> 요통의 원인 ❻ 체간

허리를 지지하는 체간의 힘이 약하다

●● 코르셋 기능을 잃어버린 몸

허리뼈는 갈비뼈에 붙어 있는 등뼈와 달리 움직임을 제한하는 뼈가 없기 때문에 척추 중에서도 가장 크고 자유롭게 움직일 수 있다는 특징이 있다. 바꿔 말하면, 무거운 몸을 지탱할 때 등뼈처럼 갈비뼈라는 지지대가 없으므로 안정성이 더욱 필요하다는 의미도 된다.

갈비뼈를 대신해 허리뼈를 보호해주는 것은 바로 '체간(머리와 팔다리를 제외한 몸통 부분) 근육'이다. 허리와 배 부분을 단단히 지지해주는 근육이 마치 코르셋을 입은 것처럼 몸에 장착되어 있다고 생각하면 이해가 쉬울 것이다.

체간 근육은 많은데 가장 대표적인 근육이 복횡근이다. 허리부터 배까지 마치 코르셋처럼 몸을 감싸고 있다. 척추뼈 양옆에는 척추기립근이 세로로 늘어서 있으며, 그 일부이자 최심층부에 자리하는 다열근도 체간 근육에서 매우 중요하다. 척추기립근과 다열근은 주로 척추를 지탱해 직립 자세를 형성하고 굽히거나 젖히는 등의 동작을 수행한다. 이외에 골반 아래에서 해먹처럼 내장을 받쳐주는 골반기저근과 위쪽에 존재하는 횡격막까지 중요한 '이너 유닛[1]'으로 꼽을 수 있다. 체간 근육으로 복압[2]을 높이면 코르셋을 입은 것과 같은 상태가 되어 허리뼈의 부담을 줄일 수 있다.

체간 근육이 약해지면 생활 속에서 허리가 받는 부담이 커진다. 무거운 물건을 들거나 조금만 무리해도 허리가 결리고 아프게 된다. 또한 내장을 제 위치에 유지하기가 어려워지면서 요실금이나 장 기능 저하 등 내장 기능에도 영향을 준다.

> [1] 체간 중에서도 허리에 핵심이 되는 근육을 가리키며, 골반기저근(p.83), 척추기립근(p.79), 복횡근(p.79), 횡격막(p.79)으로 구성된다.
>
> [2] 복근과 횡격막, 골반기저근의 수축에 의해 생기는 복강 내(배 속 내장이 있는 부분) 압력을 말한다.

체간의 문제로 생기는 요통 메커니즘

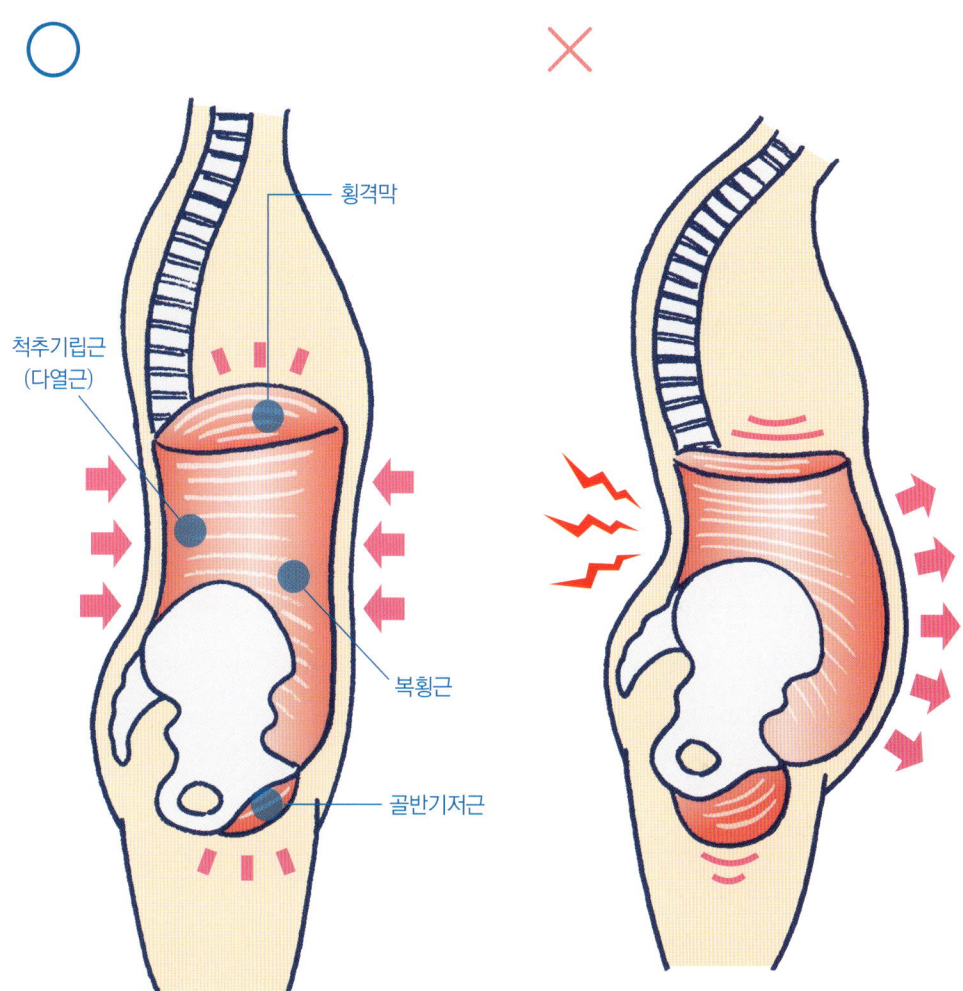

체간 근육이 견고하면 마치 코르셋을 입은 것처럼 허리를 보호해주기 때문에 허리뼈의 부담이 줄어든다. 또 내장이 제자리에 위치하여 정상적으로 기능한다.

체간 근육이 약해지면 상부의 횡격막부터 하부의 골반기저근까지 전체적으로 처지기 때문에 요추 전만이 과하게 생기고 자세가 나빠지기 쉽다. 제자리에 위치하지 못하는 내장의 기능 저하도 우려된다.

요통의 원인 ❼ 자세
척추의 곡선에 문제가 있다

●● 자세가 바르면 허리 통증을 예방할 수 있다

좋은 자세라고 하면 척추가 막대기처럼 일자로 펴진 상태를 상상할지도 모르지만 틀렸다. 척추는 부드럽게 곡선을 그리는 상태가 자연스러우며, 그 곡선 덕분에 우리는 무리 없이 중력을 견딜 수 있다. 상반신의 무게가 더해져도 무너지지 않고, 뛰어도 바닥으로부터 받는 충격을 잘 흡수해 다치지 않게 된다.

척추가 자연스러운 곡선을 잃거나 심하게 휘어지면 주변 근육과 관절에 부담이 되어 요통이 발생하게 된다. 현대인은 사무실에 앉아 일하는 시간이 길고, 앉은 자세도 다리를 꼬거나 의자 끝머리에 걸터앉는 등 좋지 않기 때문에 더욱 주의가 필요하다. 사춘기에 발생하기 쉬운 척추측만증[1]도 그 정도에 따라 다양한 증상으로 이어질 수 있기 때문에 자세 교정이 필요하다.

그렇다면 이상적인 자세란 무엇일까? 근육과 관절, 나아가서는 내장과 마음에 이르기까지 가장 부담이 되지 않는 자세라고 말할 수 있다. 개인차는 있지만 앞에서 말한 '척추가 자연스러운 곡선을 그리는 상태'가 이상적인 자세에 가깝다. 자세가 바르면 호흡이 쉬워지고 내장의 기능도 좋아진다. 또 긍정적인 마음을 갖게 되고 불필요한 근육을 사용하지 않아도 되므로 쉽게 피로를 느끼지 않게 된다. 요통도 쉽게 발생하지 않는다.

평소 자신의 자세는 어떤지 돌아보고, 올바른 자세를 취하도록 노력하자. 앉아 있는 시간을 줄이고 자주 일어나서 스트레칭하는 습관을 들이자. 더불어 척추의 자연스러운 곡선을 역행하는 나쁜 자세는 반드시 고쳐야 한다.

[1] 척추가 옆으로 휘어져 몸이 기울거나 뒤틀리는 병. 어린 시절에 발병하기 쉬우므로 성장 단계에서 잘 지켜봐야 한다.

바른 자세와 나쁜 자세

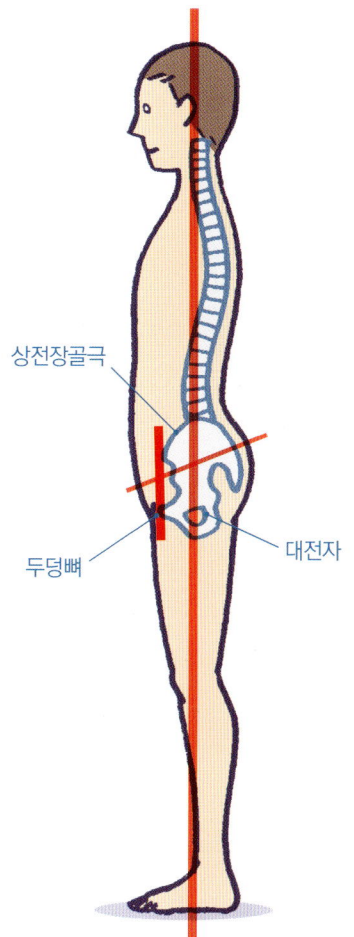

바른 자세
옆에서 봤을 때 귓불, 어깨, 대전자(골반 양쪽 측면의 돌기), 무릎 등이 일직선이 된다. 척추는 자연스러운 커브를 그리고 골반도 기울어지지 않는다. 골반이 앞으로도 뒤로도 기울지 않은, 개개인에게 적당한 자세를 '뉴트럴 포지션'이라고 부른다. 두덩뼈와 상전장골극(골반 앞쪽의 튀어나온 부분)이 수직이 되고 허리뼈가 적당히 앞으로 구부러져 있어야 한다. 가운뎃손가락으로 두덩뼈, 엄지손가락으로 상전장골극을 만져보면 수직이 되었는지 확인할 수 있다.

나쁜 자세

요통으로 이어지는 대표적인 나쁜 자세 다섯 가지를 소개한다. 머리의 위치, 골반의 각도, 척추 라인 등이 틀어지면 허리뼈에 부담이 된다.

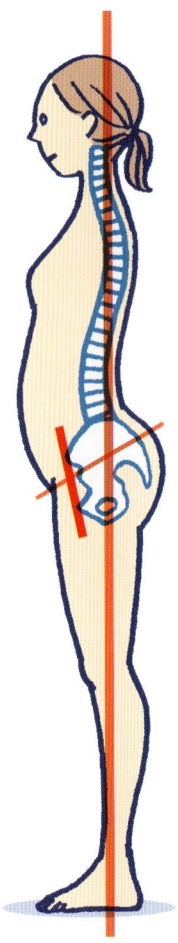

요추 전만

벽과 허리 사이에 큰 공간이 있을 정도로 허리가 뒤로 젖혀진 상태를 말한다. 뚱뚱한 사람, 하이힐을 자주 신는 여성, 임산부가 이렇게 되기 쉽다.

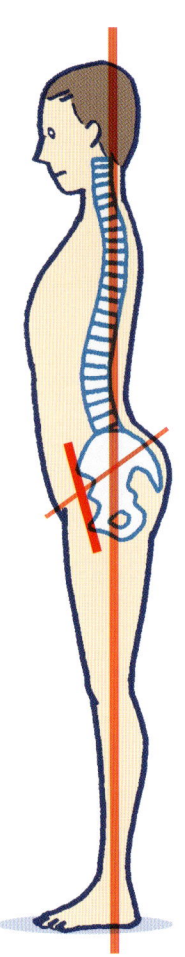

밀리터리

극단적으로 턱을 당기고 가슴을 내민 자세로 중심이 앞으로 너무 쏠려 있다. 자세에 지나치게 신경 쓰는 고지식한 사람이 이 자세가 되기 쉽다.

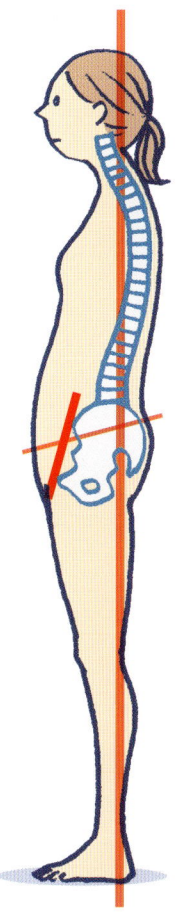 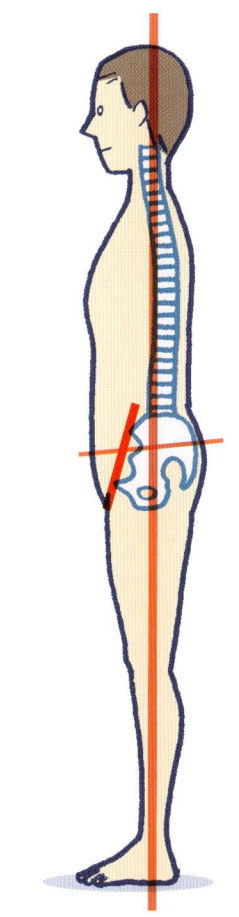 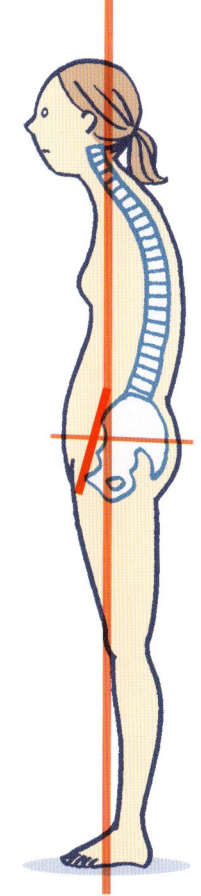

스웨이 백

골반이 뒤로 기울어져 있어서 균형을 잡기 위해 목과 배가 앞으로 나온 상태를 말한다. 뚱뚱한 사람에게서 많이 볼 수 있다.

플랫 백

'편평 등' 또는 '일자 허리'라고도 한다. 척추가 S자 곡선 없이 일자로 곧게 뻗어서 머리의 무게를 피하기 힘드므로 허리에 부담이 된다.

굽은 등

등이 과하게 굽은 상태로 보통 '고양이 등'이라고 한다. 등이나 허리에 통증이 발생하기 쉽다. 나이가 지긋한 고령층에서 흔히 볼 수 있다.

요통의 원인 ❽ 일상 동작

나쁜 자세로 하는 동작이 허리를 망가뜨린다

●● 허리를 손상시키지 않는 몸 사용법

자세에는 서거나 앉는 '정적인 자세'와 동작을 수반하는 '동적인 자세'가 있는데, 나쁜 자세나 잘못된 자세로 행하는 동작이 허리에 큰 부담이 되어 통증이 생기기도 한다. 평상시 허리 문제가 없던 사람도 갑자기 요통이 생길 수 있고, 이러한 상황이 반복되면 고질적으로 요통이 발생하므로 주의가 필요하다.

예를 들어 바닥에 놓인 무거운 물건을 들어 올릴 때, 무릎은 펴고 허리만 굽혀서 들어 올리면 허리의 부담이 상당히 커지게 된다. 또 갑자기 굽히면서 허리를 중심으로 몸을 비트는 동작도 허리뼈의 추간판에 부담을 주기 때문에 위험하다. 이런 경우에는 일단 무릎을 굽히고 앉아 허리뼈의 자연스러운 곡선을 유지한 상태로 물건을 들거나 이동해야 허리의 부담이 줄어든다. 바닥에 떨어진 작은 물건을 주울 때도 똑같이 적용된다.

과거에 허리를 다친 적이 있는 사람은 평소의 움직임이나 자세를 다시 살펴보길 바란다. 일상 동작과 자세만 살짝 바꿔도 통증 없는 생활이 가능해진다. 예를 들어 세수하려고 앞으로 숙일 때 무릎을 가볍게 구부리면 고관절을 사용하게 된다. 이 작은 동작만으로도 근막의 긴장이 풀려서 허리의 부담을 대폭 줄일 수가 있다. 평소에 흉곽이나 고관절의 가동성을 높이는 동작을 몸에 익혀서 허리뼈의 부담을 줄이는 것이 중요하다.

허리를 삐끗해본 경험이 있는 사람은 허리가 불안정해지면 과거의 공포감이 되살아나 움직임에 신중해지지만, 경험이 없는 사람은 무의식적으로 행동하다가 갑자기 벼락같은 통증을 경험하게 되는 경우가 많다. 생활 속에서 바른 자세, 바른 움직임을 실천하는 일은 허리 건강의 기본이며, 백번 강조해도 지나침이 없다.

요통을 부르는 일상 동작

일상 속에서 허리를 다치기 쉬운 대표적인 동작이 무거운 물건을 들고 움직이는 동작이다. 무릎을 편 상태로 물건을 들어 올리려고 하면 일자가 된 허리에 부담이 집중된다. 허리를 내리고 무릎을 구부려서 허리의 자연스러운 곡선을 유지하는 동작이 허리를 다치지 않게 하는 바른 동작이다. 물건을 내려놓을 때도 같다.

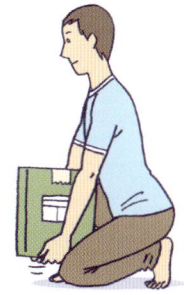
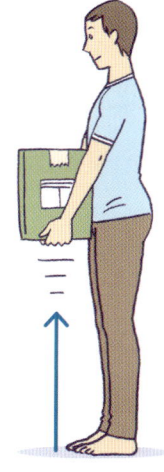
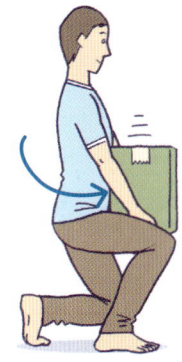

(무릎을 굽혀서 허리를 내린다)　(허리의 자연스러운 곡선을 유지한다)　(내려놓을 때도 무릎을 굽힌다)

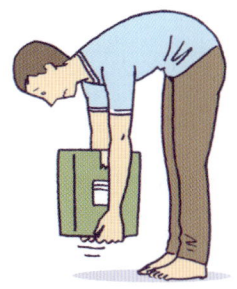
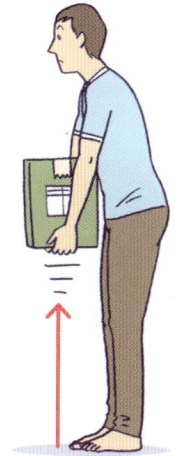
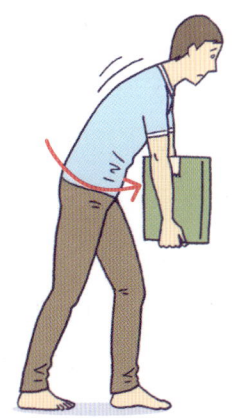

(무릎을 편 상태로 들어 올린다)　(허리에 부담이 된다)　(내려놓을 때도 무릎을 굽히지 않으면 위험하다)

요통의 원인 ❾ 마음

스트레스가 요통을 부른다

•• 정신적 스트레스와 통증의 악순환

최근 비특이적 요통 중에서 심리·사회적인 요인, 즉 마음의 문제로 발생하는 요통이 늘고 있다. 마음의 문제 때문에 허리가 아프게 된다는 말이 이상하게 들릴지도 모르지만, 이는 미국의 저명한 의학자 존 사노 박사도 지적한 바 있다.

사노 박사는 재활의학과 교수이자 심신의학의 개척자로, 수술이나 약물, 물리치료의 필요성을 일체 부인하고 심리 교육이나 정신요법을 가미해서 수많은 통증 환자를 성공적으로 치료했다. 물론 사노 박사의 치료법이 누구에게나 완벽하게 적용될 수는 없지만 우리가 평소 잘 생각해보지 못했던 부분, 다시 말해 신체의 통증이 상당 부분 자신의 감정과 관련된 문제임을 인식하는 기회를 얻을 수 있다.

그런가 하면, 일본 정형외과학회와 일본요통학회가 감수한《요통 진단 가이드라인 2012》에도 '요통의 발생과 지연에 심리·사회적 인자가 관여'하고, '요통에 정신적인 요인, 특히 우울 상태가 관여한다'라고 쓰여 있다. 우울 상태가 되면 아픔을 억제하는 신경전달물질인 뇌 속 세로토닌이 부족해져 통증에 민감하고 더 강하게 느낀다고 한다.

직장이나 가정에서 스트레스를 받으면 호흡이 얕아져서 무의식중에 근육이 지속적으로 긴장한다. 근육의 과긴장은 통증을 일으키게 된다. 허리 통증이 오래 계속되면 생활이 제한되어 초조해지고, 그것이 또 스트레스를 낳는 악순환에 빠진다. 요통 때문에 괴로워하는 사람은 요통이 없던 시절 자신의 환경이나 마음 상태를 떠올려보고, 현재의 환경에서 스트레스를 받고 있지는 않은지 생각해볼 필요가 있다.

마음에 문제가 있으면 통증에 약해진다

뇌에서 합성되는 신경전달물질 세로토닌은 사람이 느끼는 통증을 완화하는 역할을 하는데, 우울 상태가 되면 이 세로토닌 분비량이 줄어든다. 그래서 마음이 건강한 사람에 비해 우울하거나 스트레스를 받는 사람은 요통을 비롯한 아픔에 민감해진다.

마음이 건강한 사람

억제

세로토닌

(세로토닌이 분비되어 통증이 완화된다)

스트레스를 받는 사람

(세로토닌 분비가 줄어서 통증에 약해진다)

요통의 원인 ⑩ 호흡

호흡은 자세에 영향을 준다

●● 복식 호흡은 통증 완화에 도움이 된다

호흡에는 두 가지 방법이 있다. 하나는 복식 호흡으로 횡격막을 위아래로 움직여서 숨을 들이마시고 내쉰다. 이때 배가 부풀었다가 들어간다. 다른 하나는 흉식 호흡이다. 늑간근(갈비뼈 사이에 있는 근육)을 사용해 갈비뼈를 움직여서 흉곽을 넓혔다가 좁히는 방식으로 숨을 들이마시고 내쉰다.

사람이 편안히 숨을 쉴 때는 저절로 복식 호흡이 된다. 횡격막이 천천히 움직이기 때문에 내장이 마사지 되고 내장의 움직임도 촉진된다. 하지만 정신적으로 스트레스를 받으면 흉식 호흡이 되기 쉽다. 이럴 때는 어깨가 올라가거나 고양이 등이 되면서 호흡이 얕아진다. 그렇게 되면 어깨나 가슴의 근육이 단축되어 흉곽을 자유롭게 움직일 수 없어진다. 또 움츠린 자세 때문에 목과 어깻죽지를 잇는 승모근도 뭉치고 굳는다.

다양한 환경에서 여러 가지 스트레스를 받으면서 사는 현대인은 교감신경이 우위를 차지해 긴장 상태가 지속되는 경향이 있다. 그래서 복식 호흡이 잘되지 않거나 자신도 모르게 숨을 참고 있거나 호흡이 얕아지기도 한다. 호흡이 얕아지면 자세나 내장, 나아가 마음의 문제에도 영향을 주어서 요통의 원인이 될 수 있다. 지금 나는 어떻게 숨을 쉬고 있는지 자신의 호흡 상태를 한번 관찰해보기를 바란다.

호흡이 자세에 미치는 영향

호흡에는 두 가지 방법이 있다

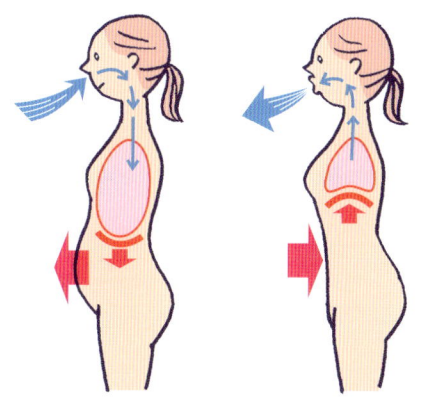

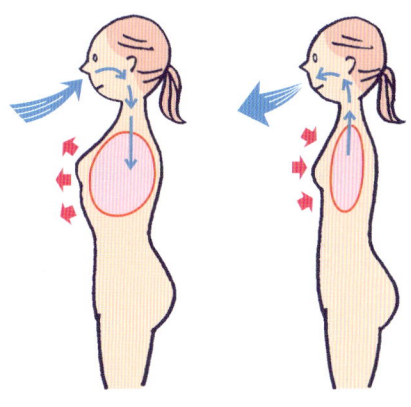

코로 숨을 들이마시면서 배를 부풀리고, 입으로 숨을 내쉬면서 배가 들어가게 한다. 자율신경과 관계가 깊은 횡격막을 상하로 움직이면 긴장이 풀린다.

활동 시에 되기 쉬운 호흡법이다. 늑간근에 의해 흉곽이 움직여 숨이 들어가고 나간다. 일상에서는 복식 호흡과 흉식 호흡이 혼재하는데, 흉식 호흡이 우위가 되어 호흡이 얕아지는 경우가 많다.

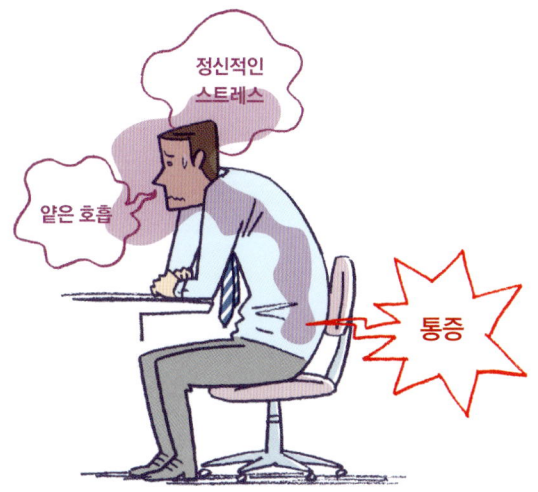

얕은 호흡은 자세에 영향을 준다

정신적으로 스트레스를 받으면 호흡이 얕아지는 경향이 있다. 그렇게 되면 어깨나 가슴의 근육이 단축되어 흉곽을 자유롭게 움직일 수 없다. 또 대요근이나 자율신경, 내장과 관계가 깊은 횡격막도 움직이지 않아서 근골격, 마음, 내장 모든 면에서 허리에 악영향을 미칠 가능성이 있다.

요통의 원인 ⑪ 내장

내장의 이상으로 근육이 긴장한다

●● 자세, 근육, 내장은 항상 영향을 주고받는다

설사나 월경으로 인한 이상 등 평소에 별로 신경 쓰지 않는 내장의 이상이 자율신경반사에 의해 허리 주변 근육을 긴장시킬 때가 있다. 계속되면 근육 자체가 통증을 유발하기도 하고, 뭉치거나 굳은 근육이 허리뼈나 골반에 변형을 일으켜 통증을 부르기도 한다.

이 책에서는 이러한 요통도 대상으로 삼는데, 오히려 내장 질환[1]이 요통에 가려져 있는 경우가 있다. 예를 들어 복막의 등 쪽에 위치한 장기의 병변은 등이나 허리로 통증이 나타나기 쉽다. 그중에는 바로 의료기관에서 검진해야 하는 질환도 있으므로 주의해야 한다.

내장은 정신적인 스트레스나 식습관 등으로 인한 영향 외에 복부가 압박되거나 본래의 위치에서 벗어나면 기능이 저하된다. 나쁜 자세나 약화된 체간 근육으로 생기는 장력의 저하가 원인인데, 이처럼 자세, 근육의 문제와 내장 기능은 항상 연관된다는 사실을 알 수 있다.

침이나 뜸으로 허리 통증을 치료할 때 경락[2] 위의 경혈을 자극하는데, 몸의 바깥쪽에서 접근하여 자율신경반사를 이용해 내장의 기능을 높이려 한다는 견해도 있다.[3] 이는 동시에 근육이나 골격과 같은 구조를 변화시켜 요통을 해소하는 방법이라고도 말할 수 있겠다.

[1] 근골격이 관계하는 요통의 경우 자세나 동작의 변화에 따라 증상이 변하는데 내장 질환이 원인인 요통은 그렇지 않다.

[2] 동양의학에서 에너지가 통한다고 생각하는 통로. 자세한 내용은 p.166 참조.

[3] 이 책에서는 근육이나 골격 같은 구조로 접근하여 내장의 기능을 높이는 방법도 소개하고 있다(p.100 드로인 등).

요통에 영향을 주는 장기

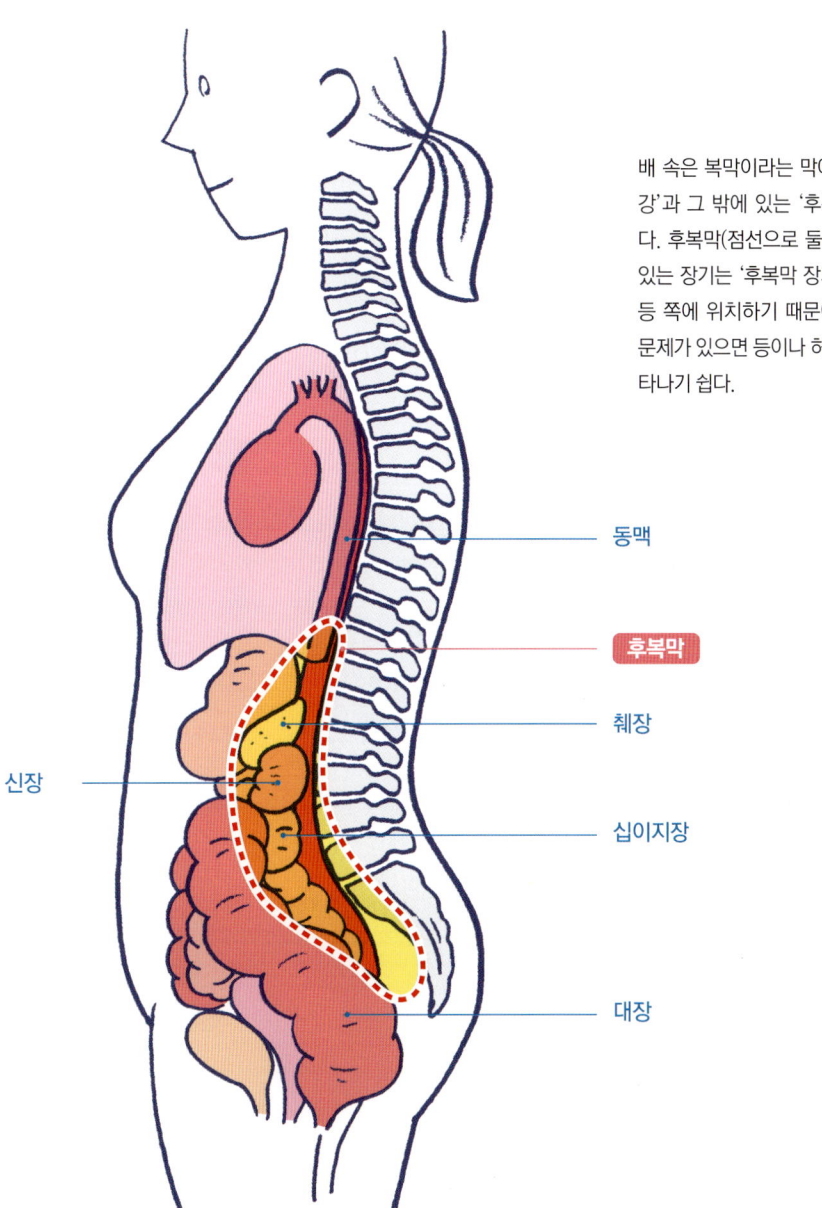

배 속은 복막이라는 막에 둘러싸인 '복강'과 그 밖에 있는 '후복막'으로 나뉜다. 후복막(점선으로 둘러싸인 부분)에 있는 장기는 '후복막 장기'라고 불린다. 등 쪽에 위치하기 때문에 이 장기들에 문제가 있으면 등이나 허리로 통증이 나타나기 쉽다.

- 동맥
- 후복막
- 췌장
- 십이지장
- 대장
- 신장

COLUMN

독일 축구 대표팀도 놀란 요가의 효과

2014년 브라질 월드컵에서 우승한 독일 축구 대표팀은 선수들의 컨디셔닝을 위해 요가를 도입했다. 요가로 단련된 선수들은 체력적으로 힘든 다수의 경기와 연장전을 견뎌냈고, 승리를 향한 집념과 집중력은 결승전의 마지막 순간까지도 이어졌다.

그들의 활약은 세계가 주목하는 큰 행사에서 요가의 효과를 입증해준 듯해서 기쁘기 그지없었다. 나는 요가의 효과를 직접 경험했을 뿐 아니라 실제로 치료 효과도 느끼고 있기 때문에 환자의 상태에 따라 요가와 필라테스 등은 꾸준히 배울 것을 권하고 있다.

요가와 필라테스는 정신과 육체를 단련하기에 좋은 운동이다. 특히 요가는 정신 수련에 아주 좋다. 요가는 단순한 스트레칭과 달리 자신의 내면을 들여다본다. 지속적으로 자신의 내면을 들여다보면 주위로부터 받는 평가에 신경 쓰지 않게 되어 스트레스가 줄어든다.

필라테스는 체간을 강화하거나 평소에 움직이지 않는 흉곽을 움직여서 효과적으로 몸의 균형을 맞추는 운동이다. 스트레스를 해소하고 체간을 강화한다는 면에서 요가와 필라테스는 요통을 극복하는 데 아주 효과적이라고 할 수 있다. 실제로 내가 만난 요통 환자 가운데 요가와 필라테스 수업을 받은 후 요통이 완전히 사라져 더이상 치료가 필요 없게 된 경우를 종종 보았다. 단, 욕심이 앞서서 무리하게 해선 안 된다. 자신의 몸 상태에 맞게 천천히 시간을 들여 꾸준히 하길 바란다.

　요즘은 요가를 생활화하는 사람이 늘고 있다. 이 책에도 요통 개선 방법으로 삼각 자세(p.94)를 비롯해 요가 동작을 많이 소개하고 있다. 가능한 선에서 따라 해보고 그 효과를 실감한다면 좋을 것 같다.

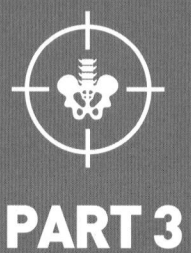

PART 3

척추·골반·발
세 가지 토대로 생각하는

요통 예방과 치유

지금까지 허리 통증을 일으키는 다양한 원인에 대해 살펴보았다.
요통 치료의 기본은 일상에서 바꿀 수 있는 것부터 하나씩 고쳐나가는 것이다.
더불어 우리 몸의 토대가 되는 척추, 골반, 발의 이상을 바로잡아
요통을 예방하고 치유하는 것이 중요하다.

사람의 몸은 연결되어 있다

•• **멀리 떨어진 부위가 영향을 미치는 이유**

허리에서 멀리 떨어진 다리나 목의 문제가 허리에 영향을 주는 경우가 있다. 이상하게 들릴지도 모르지만, 사실 이런 현상은 사람의 몸이 연결되어 있기 때문에 가능한 일이다.

사람의 뼈는 관절로 연결되어 뼈대를 만들고, 뼈에 부착된 근육에 의해 온몸의 장력(당기거나 당겨지는 힘)을 유지하고 있다. 마치 척추를 중심으로 한 텐트나 건물과 같다. 각각의 관절은 저마다의 움직임이 있지만 이웃한 관절에도 움직임이 연쇄한다. 즉, 어떤 동작을 할 때 하나의 관절만 움직이는 것이 아니라 다른 관절도 동시에 움직인다. 이것이 '운동 연쇄'이다. 예를 들어 걸을 때 오른쪽 다리를 앞으로 내밀면 왼쪽 다리는 뒤로 가고 그에 따라 손이 앞뒤로 움직여지는 것은 일종의 운동 연쇄이다.

마찬가지로 근육도 각자 기능이 다르지만 근육을 감싼 근막끼리 서로 연결되어 있다. 이를 '근막 연결'이라고 부른다. 근막은 결합조직으로 이루어진 얇고 튼튼한 막으로서, 근육에서 뼈로 또 다음 근육으로 이어진다. 한 예로 장딴지에 있는 비복근의 근막은 허벅지 뒤쪽에 있는 햄스트링 근막과 연결되어 있다. 또 고개를 숙여 아래를 보면 등부터 허리까지 근육이 늘어나는 것을 느낄 수 있는데, 이것도 근막 연결 때문에 일어나는 현상이라 할 수 있다. 등이나 허리에 가볍게 손을 대고 고개를 숙여보면 쉽게 알 수 있다.

이렇듯 우리 몸은 근막이 서로 이어져 있다. 그래서 어느 한 근육의 문제가 멀리 떨어진 부위에 영향을 주기도 한다.

근막 연결의 종류

백 라인 Back Line

요통과 관계가 깊은 등(척추기립근)에서 다리 근육(햄스트링, 비복근, 족저근막)으로 이어지는 라인이다. 이곳이 늘어나면 고양이 등이 되고, 긴장해서 짧아지면 허리뼈가 앞으로 과도하게 휘는 요추 전만이 된다. 기혈이 순환하는 기본 통로인 경맥(p.167)에서는 방광경에 해당한다.

펑셔널 백 라인 Functional Back Line

상반신과 하반신을 교차하듯 잇는 몸 뒤쪽 라인을 말한다. 보행이나 일상 동작을 할 때 요통을 일으킬 가능성이 있다. 위팔과 어깨뼈에 붙어 있는 광배근과 고관절에 붙어 있는 대둔근이 허리 부분에서 좌우로 교차하여 연결된다.

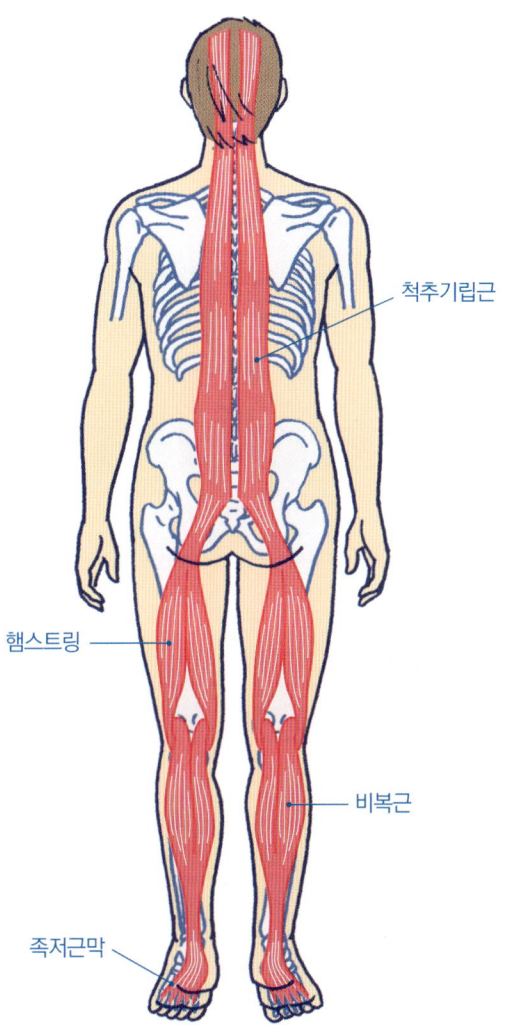
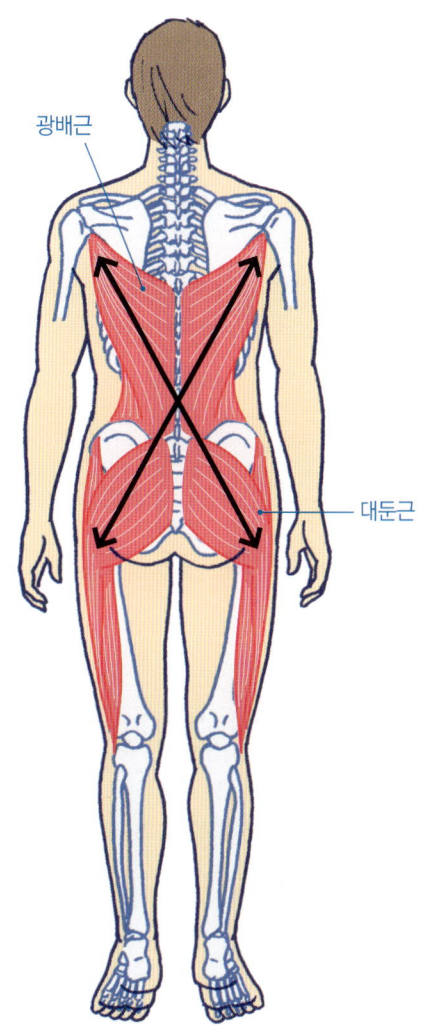

근막 연결의 종류

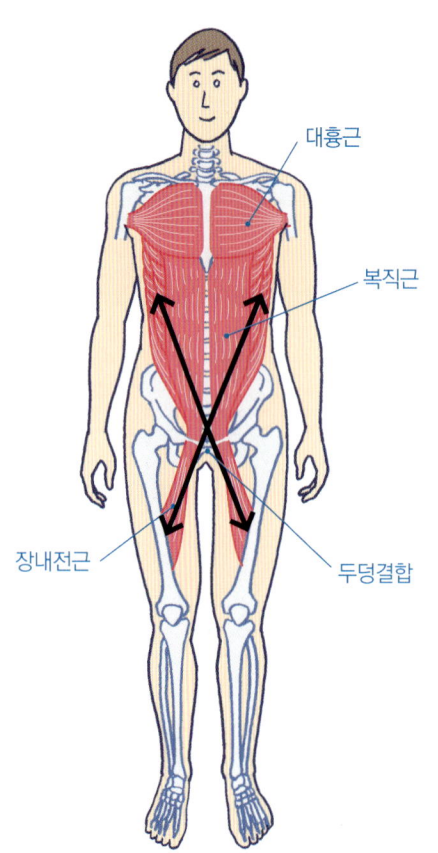

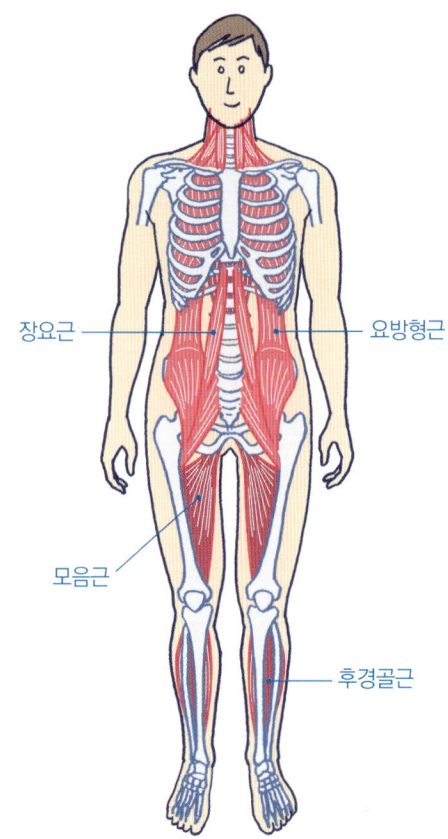

펑셔널 프런트 라인 Functional Front Line

상반신과 하반신을 교차하듯 잇는 몸 앞쪽 라인으로 운동 등의 활동 시에 기능한다. 위팔에 붙은 대흉근에서 시작하여 복직근과 두덩뼈를 지나 장내전근으로 이어진 다음 대퇴골까지 연결된다. 두덩결합의 옆을 지나므로 요통과도 관련이 있다.

딥 프런트 라인 Deep Front Line

만성적인 요통과 관련이 깊은 라인으로 호흡과도 밀접한 관계가 있다. 요방형근, 장요근, 모음근, 후경골근 등이 연결되어 있다. 경맥에서는 요통과 관계가 깊은 신경에 해당한다.

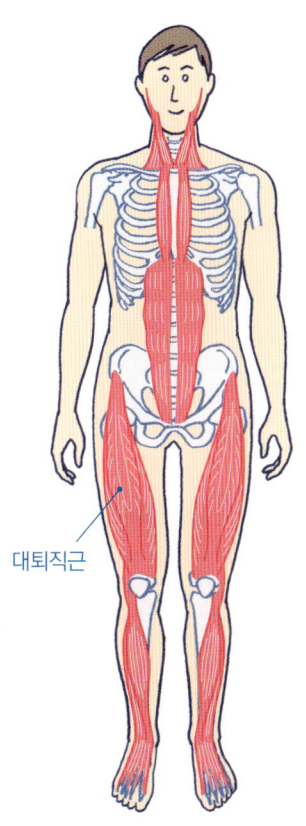
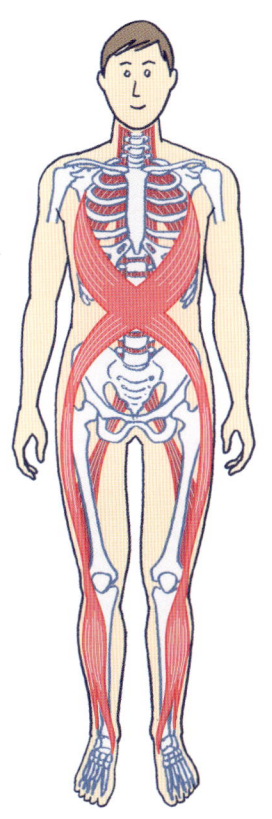
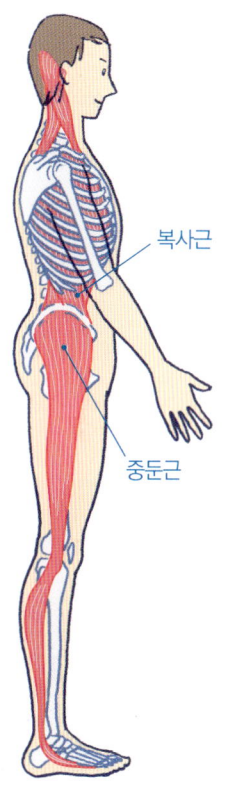

프런트 라인 Front Line

백 라인(p.69)과 함께 앞뒤 균형을 유지하는 라인이다. 요통과 관련이 있어서 프런트 라인이 짧아지면 허리뼈가 뒤로 휘어 고양이 등이 되고, 늘어나면 앞으로 휘는 요추 전만이 된다. 골반 기울기에 영향을 주는 대퇴직근이 허벅지 앞쪽에 있다. 경맥에서는 위경에 해당하고, 위장과도 관련이 있다.

스파이럴 라인 Spiral Line

많은 근막의 사이를 지나는 약간 복잡한 라인이다. 흉곽 등 체간부의 변형이나 다리의 좌우 비대칭이 요통에 관여한다. 내장의 이상 등으로 한쪽이 단축되면 골반이 삐뚤어지는 등 변형되기 쉽다.

래터럴 라인 Lateral Line

몸의 측면을 잇는 라인으로 삼각 자세(p.94)로 늘일 수 있는 근막이 있다. 골반과 고관절을 잇는 데 중요한 역할을 하는 중둔근과 체간을 안정시키는 복사근이 있어서 근력이 저하되면 요통을 일으키기 쉽다. 경맥에서는 간과 표리관계를 이루는 담경에 해당한다.

머리나 발목이 어긋나면 허리도 어긋난다

•• **머리 위치 때문에 척추의 곡선이 변한다**

몸의 움직임은 연쇄한다. 서 있는 상태에서 턱을 내밀어 머리 위치를 조금 바꾸면 척추가 후만하여 고양이 등이 되고 골반이 뒤로 기운다. 반대로 턱을 가슴 쪽으로 당겨 머리를 바로 세우면 척추도 곧게 세워져 허리뼈에 적당한 전만 커브가 생기고 골반은 자연스럽게 앞으로 기울게 된다.

이렇듯 머리 위치를 조금만 바꿔도 척추와 골반이 연동해서 움직이는데, 이는 두 눈을 수평으로 유지하고 얼굴을 정면으로 향하게 하려는 '보정 작용'이다. 뒤로 기울어진 골반을 바로 세워 앉으면 허리뼈부터 자연스러운 곡선이 생겨 머리가 제 위치로 오게 된다. 이처럼 우리 몸은 위아래 어느 쪽에서 움직여도 톱니바퀴처럼 연동하게 되어 있다.

서 있을 때나 걸을 때는 발바닥에 체중과 비슷한 정도의 '지면 반력(사람이 지면을 누르는 힘의 반작용으로 바닥에서 받는 힘을 말한다)'이 작용하는데, 그 힘은 발목이나 무릎, 고관절 등에 이상이 없으면 뼈나 근육에서 문제없이 충격을 흡수한다. 이러한 힘은 긍정적인 스트레스로서 뼈와 근육의 성장을 위해 필요하다.

그러나 발목이 변형되면 충격을 흡수하지 못할뿐더러 비정상적인 운동 연쇄가 일어나 무릎관절이나 고관절, 엉치엉덩관절 등에 뒤틀린 힘이 전해져 관절 등이 손상된다. 그 과정에서 요통이 발생할 수 있다.

인체는 톱니바퀴처럼 연동한다

몸의 움직임이 연동하는 구조는 톱니바퀴를 떠올리면 이해가 쉽다. 척추의 구조는 세 개의 톱니바퀴에 비유할 수 있는데, 예를 들어 첫 번째 톱니바퀴인 머리와 목뼈가 앞으로 나오면 두 번째 톱니바퀴인 등뼈와 허리뼈, 세 번째 톱니바퀴인 골반과 허리뼈는 균형을 맞추기 위해 뒤로 기운다.

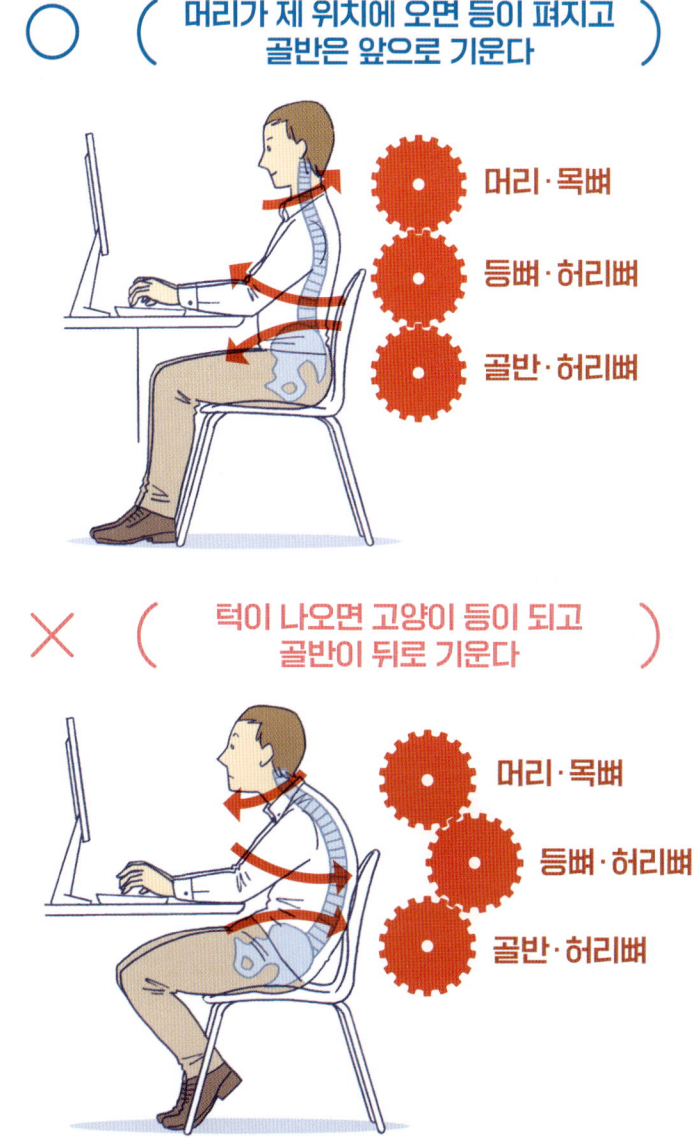

세 가지 토대에서 해결책을 찾는다

●● 내 요통의 원인은 어디에 있는가

허리 통증을 개선하기 위해서는 일차적으로 자신의 몸부터 살펴야 한다. 어디에 문제가 있어 요통이 생기는지 정확히 아는 게 중요하다. 원인은 사람마다 다르고, 같은 사람이라도 때에 따라 다를 수 있으므로 늘 그에 맞는 치료책을 찾아 실행해야 한다.

문제를 일으키는 부위를 찾을 때는 첫째 척추, 둘째 골반, 셋째 종아리에서 발(이하 '발'이라고 칭한다)까지 요통의 원인이 되기 쉬운 세 가지 토대가 어떤 상태인지를 체크한다. 먼저 척추는 머리에서 이어지는 목뼈, 등뼈, 허리뼈, 엉치뼈, 꼬리뼈에 갈비뼈와 어깨뼈까지 포함한 부분을 가리키며, 이를 하나의 토대로 생각한다.

골반은 고관절과 엉치엉덩관절이 중심이다. 골반과 일체화한 엉치뼈 위에 허리뼈를 포함한 척추가 놓여 있기 때문에 골반의 변형이나 불안정성은 허리에 부담을 주는 중요한 원인이 된다. 마지막으로 발은 정말로 인체의 토대가 되는 부위이다. 발에 문제가 있으면 그 영향은 위로 전해져 허리에 통증을 유발한다.

세 가지 토대 중 내 허리에 가장 영향을 주는 곳은 어디인지 점검해보자. 어느 한 토대가 강하게 관계하는가 하면, 여러 토대가 동시에 관련된 경우도 있다. 아울러 통증 없는 강한 허리를 가지려면 척추, 골반, 발이 어떻게 기능해야 하고, 어떤 방법으로 유지하고 관리해야 하는지도 알아보자.

요통에 관계하는 세 가지 토대와 근골격

세 가지 토대에는 저마다 관계가 깊은 근육과 골격이 있으므로 일차적으로는 그쪽으로 접근하여 요통을 치료한다.

❶ 척추…척추, 흉곽, 어깨뼈가 중심이다. 엉치뼈·꼬리뼈는 ❷와 중복된다.
❷ 골반…척추의 일부인 엉치뼈와 꼬리뼈를 포함한 골반과 고관절을 포함하는 부분을 말한다.
❸ 발…종아리(무릎~발목)와 발목 아래의 발 부분을 말한다. 무릎관절은 ❷와 중복된다.
※ 세 가지 유형의 자세한 부위에 대해서는 아래를 참조.

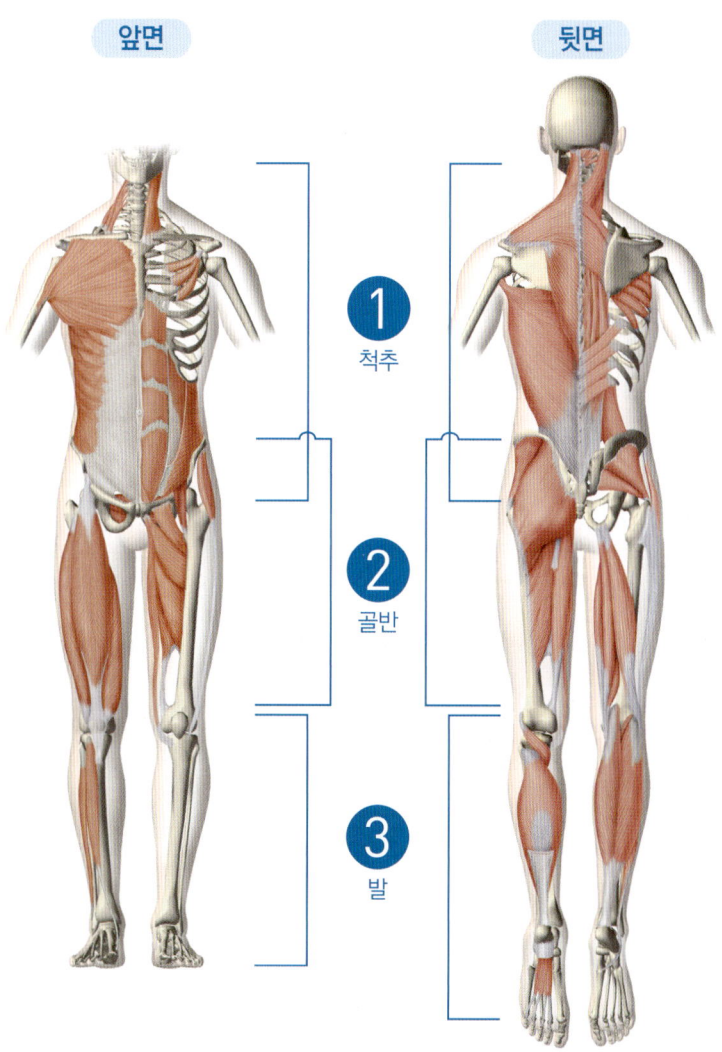

첫 번째 토대 척추 ❶
척추를 지지하는 근육을 강화한다

●● 코르셋으로 허리를 우아하게 지킨다

인간의 척추에는 중력으로 인해 머리를 포함한 상체의 무게가 늘 더해지는데, 특히 허리뼈에 하중이 많이 실리게 된다. 또 상반신의 모든 체중이 더해지는 데다가 앞뒤로 크게 구부리고 젖히기 때문에 여러 모로 위험 부담도 크다.

이런 부담으로부터 허리뼈를 지키기 위해 인체에는 대비책이 마련되어 있는데, 그중 하나가 바로 코르셋과 같은 기능을 하는 '체간 근육'이다. 탄탄하게 단련된 체간 근육이 허리를 강하게 지지해주는 것이다.

우리 몸 깊숙한 곳에서 배를 에워싸고 있는 복횡근이 대표적인 체간 근육이다. 또 골반 아래에서 해먹처럼 장기를 받쳐주는 골반기저근, 척추의 곡선을 지키는 척추기립근의 일부인 다열근, 그리고 호흡에 관계하는 횡격막 등이 복압을 조절하는 '이너 유닛'을 형성하고 있다.

이 근육들이 약해지면 허리에 가해지는 부담을 덜어낼 수 없기 때문에 허리가 잘 삐끗하거나 다치기 쉽다. 따라서 허리 손상을 막고 척추의 상태를 좋게 유지하려면 척추를 지지하는 근육들을 훈련하여 강화할 필요가 있다.

한편, 다열근이 지나치게 긴장해서 굳으면 통증이 발생하기도 하고, 복부 근육이 뭉치면 제 기능을 발휘하지 못해 통증이 발생하기도 한다. 이런 경우에는 스트레칭이나 마사지로 근육을 직접 풀어주는 방법이 필요하다.

체간 근육이 허리뼈를 지킨다

아래는 체간 근육을 가로로 잘라 위에서 내려다본 그림이다. 위 그림은 배 한가운데 부분이고, 아래 그림은 골반 부분이다. 둘 다 복횡근 같은 근육이 코르셋처럼 몸을 조이는 걸 확인할 수 있다. 복횡근이 배와 허리뿐 아니라 골반까지 조이는 이유에 대해서도 주목해보자. 배 속 깊은 곳에 있는 요방형근과 대요근, 장골근이 안쪽에서 허리뼈와 골반을 지지하며 균형을 맞추고 있다.

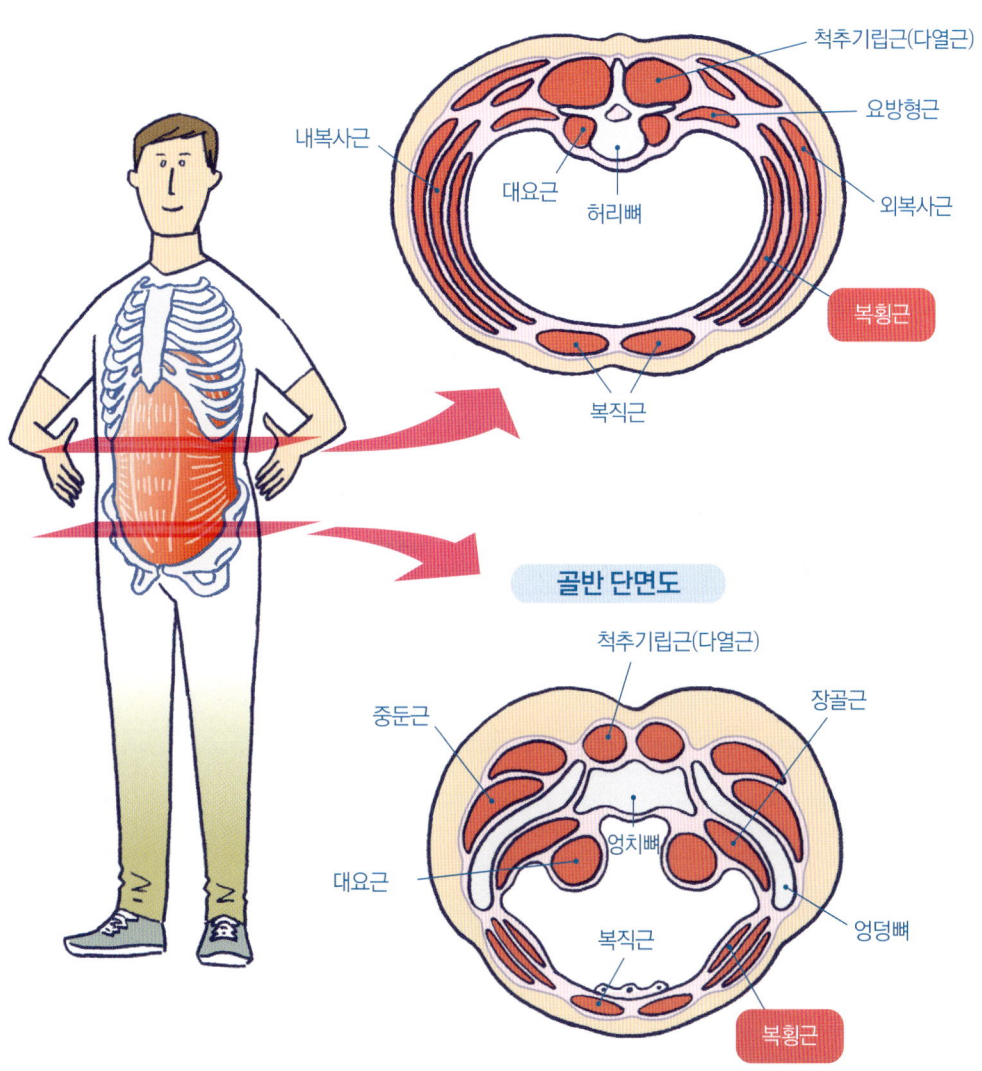

복부 근육 단면도
- 척추기립근(다열근)
- 요방형근
- 외복사근
- 복횡근
- 복직근
- 허리뼈
- 대요근
- 내복사근

골반 단면도
- 척추기립근(다열근)
- 장골근
- 엉치뼈
- 엉덩뼈
- 복횡근
- 복직근
- 대요근
- 중둔근

첫 번째 토대 척추 ❷

S자 곡선과 부드러운 움직임이 중요하다

●● 척추와 흉곽의 움직임에도 주의가 필요하다

척추를 지키는 두 번째 방어 구조는 척추의 'S자 곡선'이다. 척추에서 목뼈는 앞으로 휘어진 전만이고, 등뼈는 뒤로 휘어진 후만이다. 여기에 다시 허리뼈는 전만, 엉치뼈와 꼬리뼈는 후만을 이루어 전체적으로 S자 곡선을 이룬다. 특히 허리뼈가 앞으로 완만하게 휘어져 있기 때문에 척추에 더해지는 힘을 잘 분산할 수 있고, 상반신의 무게를 견딜 수 있다.

만약 허리뼈가 앞으로 휘어져 있지 않다면 척추뼈 사이에서 움직임과 체중 부하 감소를 담당하는 추간판이 소모되어 요통이 발생할 것이다. 추간판은 20대 중반부터 노화만 진행하는 조직이다. 자신의 노력으로 노화를 멈출 수 없기 때문에 다치지 않도록 조심해야 한다. 허리 근력을 강화하고 항상 자연스러운 S자 곡선을 그리도록 자세를 바르게 유지해 척추 건강을 지켜야 한다.

외관상 구조적인 문제뿐 아니라 척추의 움직임이 나빠져도 요통이 생길 수 있다. 예를 들어 후관절의 움직임이 나빠지면 척추가 연동성을 잃는다. 후관절의 움직임을 개선하는 것은 허리뼈의 이상적인 곡선과 움직임을 되찾는다는 의미에서도 중요하다.

한편, 흉곽이나 어깨뼈의 움직임이 나빠지면 등뼈의 움직임이 제한될 수 있다. 그러면 본래 등뼈가 하던 역할을 허리뼈가 대신하게 되어 너무 많은 일을 하게 된다. 흉곽이나 어깨뼈의 움직임이 좋아지면 호흡이 쉬워지고 자율신경 균형도 맞게 되는데, 이는 모두 척추라는 토대를 좋은 상태로 만들기 위해 중요하다.

척추 개선의 열쇠가 되는 근육과 골격

앞면

척추(목뼈)
척추는 척추뼈와 그 사이에 있는 추간판이 겹겹이 포개져서 구성된다. 척수를 보호한다.

대흉근
쇄골, 늑연골, 가슴뼈, 위팔뼈와 붙어 있는 가슴에 있는 큰 근육을 말하며 호흡을 보조한다.

외복사근
체간을 보호하는 근육 중에서 복직근과 함께 가장 바깥쪽에 위치한다. 내복사근과 교차한다.

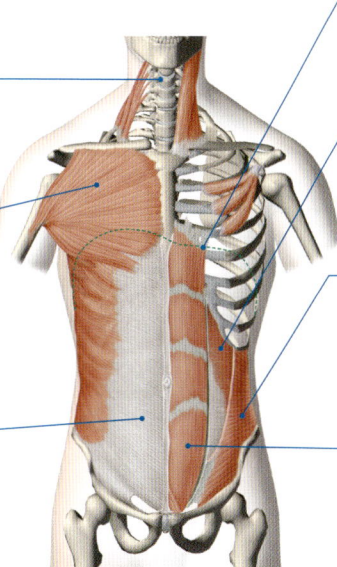

횡격막
허리를 지키는 코르셋인 '이너 유닛' 중 하나로 복식 호흡에 관여한다.

복횡근
코르셋 근육의 대명사적 존재다. 허리뼈는 물론 골반도 안정시킨다.

내복사근
체간을 보호하는 근육 중 하나다. 가장 바깥에 있는 외복사근과 가장 안쪽에 있는 복횡근 사이에 있다.

복직근
골반의 기울기와 허리뼈의 곡선을 유지하는 데 중요한 근육이다. 약하면 허리뼈가 앞쪽으로 과도하게 굽어지는 요추 전만이 된다.

뒷면

승모근
뒤통수뼈, 목뼈와 등뼈, 어깨뼈에 붙어 있다. 어깨뼈의 움직임에 관여하기 때문에 허리에도 영향을 준다.

광배근
엉덩뼈능선, 허리뼈, 등뼈, 어깨뼈, 위팔뼈와 연결된 등 근육이다. 몸의 측면에서 다리와도 연결된다.

꼬리뼈
척추의 가장 아래에 위치한 뼈이다. '이너 유닛' 중 하나인 골반기저근의 일부와 붙어 있다.

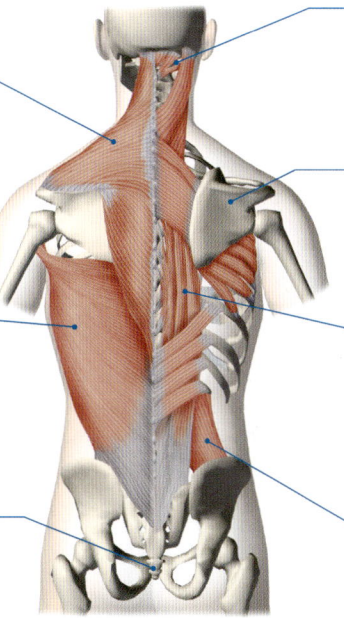

후두하근
경막과 붙어 있는 뒤통수뼈와 목뼈를 잇는다. 요통과 밀접한 엉치뼈와의 관계도 깊다.

어깨뼈
움직임이 나빠지면 등뼈와 갈비뼈의 가동성이 저하되어 허리뼈와 목뼈에도 영향을 준다.

척추기립근(다열근, 엉덩갈비근)
가시근, 최장근, 엉덩갈비근을 포함하는 근육 그룹을 말한다. 자세 유지에 관여하는 다열근이 허리 부분에 발달해 있다.

요방형근
허리뼈, 갈비뼈, 엉덩뼈능선과 붙어 있고, 골반과 허리뼈 안정에도 관여하는 근육이다.

두 번째 토대 골반 ①
골반의 적당한 기울기와 고관절을 지킨다

●● 골반 변형은 허리뼈에 영향을 준다

골반은 척추의 토대이다. 척추의 일부인 엉치뼈는 엉덩뼈와 엉치엉덩관절로 연결된 골반의 일부이기도 하다. 그래서 골반이 틀어지면 엉치뼈가 기울고 그 영향이 바로 위 척추에 나타난다. 사람이 서 있을 때 엉치뼈는 약간 앞으로 기울어야 정상이다. 그런데 어떤 이유로 기울기가 변화하면 그에 따라 허리뼈도 많이 굽거나 일자가 되거나 뒤틀리는 등의 영향을 받아 척추의 자연스러운 곡선이 망가진다.

변형된 골반을 정상적인 상태로 되돌리기 위해서는 골반 주변 근육을 스트레칭하거나 마사지하는 방법이 있다. 고관절로 접근하는 방법도 있는데, 고관절의 좌우 비대칭이 심하거나 움직임에 이상이 있으면 골반이 틀어질 수 있기 때문이다. 또 고관절의 가동성 저하도 허리뼈에 부담을 준다. 4장에서 소개한 '무릎 세우기 검사(p.118)'에서 양 무릎의 높이가 많이 차이 난다면 고관절 주변 근육의 균형이 맞지 않아서일 수 있다.

고관절은 섬세한 관절이라서 고관절 질환이 요통을 부를 수도 있고, 무리하게 관절을 움직이면 손상될 가능성도 있다. 나의 임상 경험으로 볼 때 대부분 골반이 변형되는 이유는 근육이나 근막과 관련된 고관절 문제다[1]. 먼저 무리하지 않는 범위에서 근육과 근막 조정에 힘쓰자.

[1] 근육 문제 외에는 천장관절증후군이나 두덩뼈의 문제, 고관절 변성 등을 생각할 수 있다. 이런 경우 적절한 의료기관을 찾아 검진한다.

골반의 움직임과 근육 연동

허리뼈와 골반의 움직임, 그에 따른 근육의 기능을 나타낸 그림이다. 골반이 앞으로 기울어지면 허리뼈는 자연스러운 곡선을 형성한다. 동시에 허리뼈와 고관절을 잇는 큰 근육인 대요근이 단축되고 궁둥뼈에 붙은 햄스트링은 이완된다. 그러나 골반이 뒤로 기울어지면 허리뼈가 뒤로 휘어져 햄스트링이 단축되고 대요근은 제대로 기능하지 못하는 상태가 된다. 이처럼 허리뼈와 골반의 움직임이 근육의 기능과 연동된다는 사실을 평소에도 의식하고 있으면 좋다.

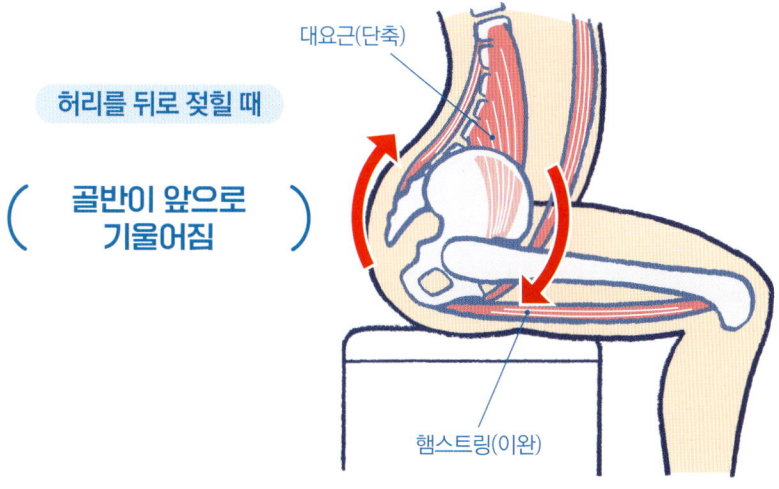

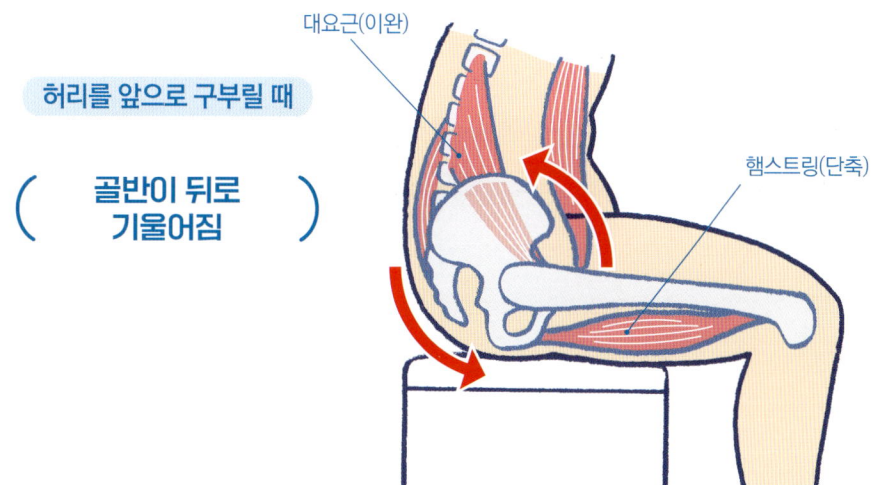

> **두 번째 토대 골반 ❷**

엉치엉덩관절의 맞물림을 조정한다

●● 근육과 근막의 균형을 되찾는다

골반 문제 가운데 또 하나 중요한 것이 '엉치엉덩관절'에서 발생하는 이상이다. 엉치엉덩관절의 움직임이나 맞물림이 나빠져서 요통이 잘 낫지 않는 사람도 있다.

　엉치엉덩관절은 발 → 무릎 → 고관절로 이어지는 아래에서 위로 올라오는 힘과 허리뼈 → 엉치뼈로 이어지는 위에서 아래로 내려오는 힘이 서로 섞이는 중요한 부위다. 이 부위의 움직임이 나빠지면 척추와 다리에 큰 영향을 미친다.

　엉치엉덩관절은 한때 부동 관절이라고 불렸지만 실제로는 조금씩 움직인다. 틀어진 엉치엉덩관절을 원래대로 되돌리거나 움직이지 않게 된 엉치엉덩관절을 움직이게 하려면 가장 먼저 주변 근육과 근막의 균형을 조정할 필요가 있다. 아울러 엉치엉덩관절을 움직이는 일도 중요하다. 다만, 엉치엉덩관절증후군(천장관절증후군)처럼 혼자 조정할 수 없는 경우도 있으니, 조금만 움직여도 강한 통증이 느껴질 때는 의료기관을 찾아 검사해보길 바란다.

　엉치엉덩관절증후군은 주변 인대의 손상으로 관절의 불안정성이 야기되어 허리와 엉덩이 주변으로 통증 및 연관통이 나타나는 질환이다. 흔히 외부의 강한 힘이나 근육의 불균형이 더해질 때, 임신 시 배가 커져서, 또는 허리뼈에 부담이 증가하면 릴랙신이라는 호르몬에 의해 엉치엉덩관절 주변의 인대가 이완되기 때문에 작은 일에도 엉치엉덩관절이 틀어져 통증이 생긴다.

　여기에서는 주로 골반 기울기와 엉치엉덩관절·고관절의 문제를 다루며, 두덩뼈에서 발생하는 문제도 있다. 이는 주로 출산한 여성이나 축구 선수 같은 운동선수에게 많이 볼 수 있다.

1 엉덩뼈에서 뾰족하게 돌출한 돌기 가운데 하나. 배꼽과의 거리 차이로 좌우 골반의 상태를 알 수 있다.

2 골반 뒤쪽 엉덩뼈의 튀어나온 부위. 엉치엉덩관절의 움직임을 확인할 때 중요하다.

골반 개선의 열쇠가 되는 근육과 골격

※ 분홍색으로 표시한 것은 특히 요통 개선에 도움이 되는 근육이다

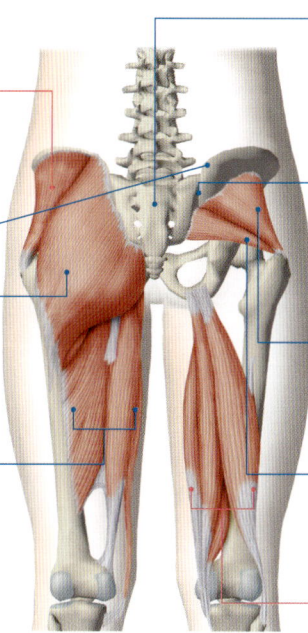

앞면

상전장골극

두덩결합
임신 시 이완되기 때문에 출산 후 통증이 발생하는 경우가 있다. 엉치엉덩관절 문제에도 영향을 준다.

넙다리네갈래근(대퇴직근)
허벅지 앞쪽에 있는 네 개의 근육을 말한다. 그중에서도 대퇴직근은 골반의 기울기에 관여한다.

대요근
허리뼈의 자연스러운 곡선 유지에 관여한다. 스트레스의 영향을 받기 쉽고, 요통의 근본 원인 중 하나에 속한다.

장골근
대요근과 함께 고관절에 붙어 있는 근육이다. 골반 내 장기와의 관계도 깊다.

대퇴근막장근
대둔근과 함께 장경인대에 연결되어 골반과 다리의 균형을 맞춘다.

골반기저근
골반 아래에 해먹처럼 존재한다. 허리뼈의 각도와 복압, 내장의 위치를 조정한다.

뒷면

중둔근
한쪽 다리로 바로 서는 데 빼놓을 수 없는 근육이다. 뭉치기 쉽고 요통의 주요 원인 중 하나다.

상후장골극

대둔근
엉덩이 근육 중에서 가장 큰 근육으로 만성 요통의 원인이 될 때가 많다.

모음근
보행이나 골반의 안정에 꼭 필요한 근육이다. 중둔근과 길항(서로 버티어 대항함) 관계에 있고 요통에 영향을 준다.

엉치뼈
척추와 골반의 일부로 허리뼈 전만에 매우 중요한 존재다. 엉치뼈의 기울기에 따라 허리뼈 곡선의 상태가 결정된다.

엉치엉덩관절
골반의 엉덩뼈와 척추의 엉치뼈가 연결되는 부분을 말한다. 이 부위가 틀어지면 요통의 근본 원인이 된다.

소둔근
중둔근 아래에 숨어 있는 근육이다. 통증 유발점을 형성하기 쉬운 부위 중 하나다.

이상근
엉치뼈와 대퇴골의 대전자를 잇는 작은 근육이다. 골반의 변형에 깊이 관여한다.

햄스트링
설명은 p.87 참조.

세 번째 토대 발 ①
섬세한 움직임과 센서를 유지한다

●● 발의 작은 근육을 제대로 움직인다

이족보행을 하는 인간에게 발은 몸의 중요한 토대이다. 발이 틀어지면 구조적으로 발 위의 어딘가에서 보정을 해야 하는데, 보통 무릎관절, 고관절, 엉치엉덩관절, 척추에서 보정이 이루어지므로 발 문제를 절대 간과해선 안 된다.

발이 틀어지는 이유에는 여러 가지가 있는데 과거에 입은 상처가 그중 하나다. 발목을 자주 삐어서 발목에 변형이 생기는 사람도 많고, 맞지 않는 신발을 신어서 발이 틀어지는 사람도 있다.

인간의 발바닥에는 센서가 많이 있어서 지면 반력을 민감하게 감지한다. 그래서 필요한 근육을 수축 및 이완하여 균형을 유지하고, 두 다리로 안정적으로 서고 걸을 수 있다. 그런데 센서로 감지하고 반응하는 일련의 동작이 매끄럽게 되지 않는 사람이 있다. 이런 발의 문제를 해소하려면 딱딱하게 수축된 발 근육과 근막을 열어서 의식적으로 관절을 움직이게 해야 한다.

발에는 많은 뼈와 작은 근육들이 존재하고 몸의 균형을 유지하기 위해 섬세하게 움직이도록 설계되어 있다. 이 근육들을 제대로 움직여야 발이 몸의 토대로써 제 기능을 수행한다. 발의 섬세한 근육들과 각각의 기능은 87쪽을 참고한다.

한편, 고관절이나 더 위쪽의 문제가 발의 변형을 유도하여 바른 자세로 걷지 못하는 이차적인 문제가 발생할 수도 있다. 이런 경우는 발을 치료하되 골반과 척추도 함께 살펴볼 필요가 있다.

신발의 닳은 부분을 보면 발의 문제를 알 수 있다

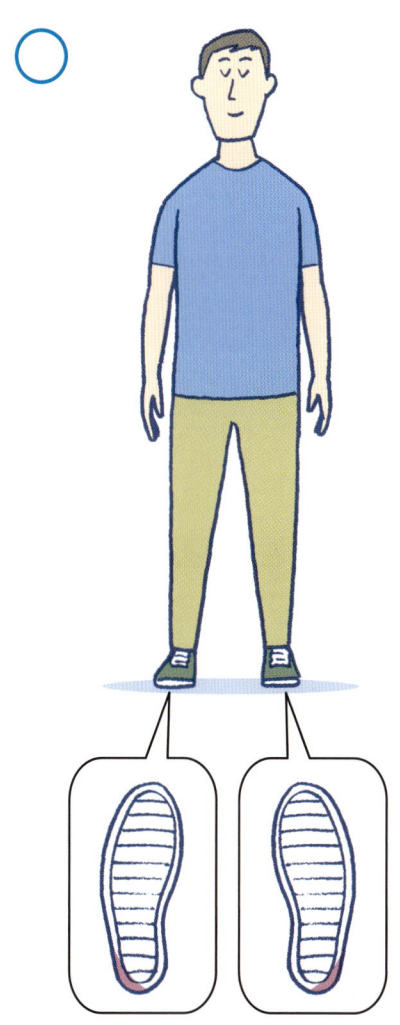

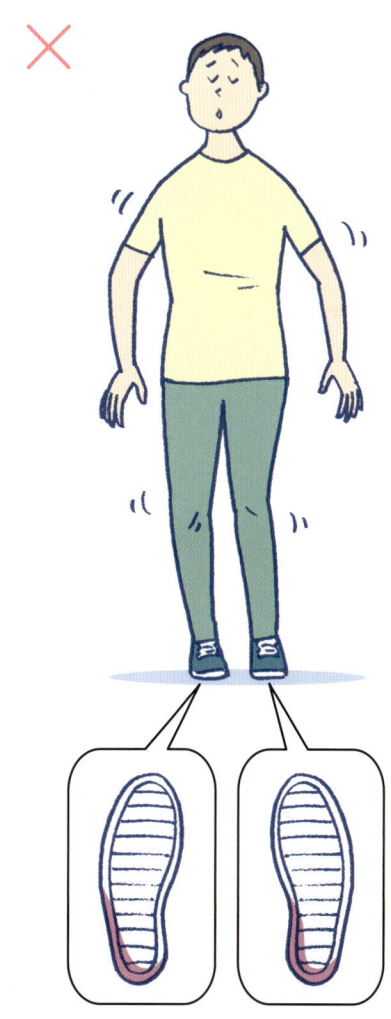

발의 변형 유무는 신발 밑창의 닳은 부분을 보면 알 수 있다. 좌우 균등하게 닳은 사람은 눈을 감고도 균형을 유지할 정도로 발바닥의 센서가 제대로 기능한다고 볼 수 있다.

발이 틀어져서 한쪽으로 기울어지는 사람은 눈을 감으면 균형을 잡기 힘들다. 그런 사람은 신발 밑창의 안쪽이나 바깥쪽이 극단적으로 닳아 있을 가능성이 있다.

세 번째 토대 발 ❷
장딴지의 유연성을 회복한다

●● 장딴지 근육을 풀어준다

허리가 아파서 힘들어하는 사람 중에는 장딴지 근육이 뻣뻣하게 굳은 사람이 있다. 인간의 몸은 뒤로 넘어지면 손상이 크기 때문에 기본적으로 중심이 앞에 위치해 걷도록 되어 있다. 중심이 앞쪽에 있어도 넘어지지 않는 것은 발달된 장딴지 근육이 이를 잡아주기 때문이다.

그런데 중심이 너무 앞으로 쏠린 자세나 잘못된 걸음걸이, 발목의 변형, 허리뼈나 골반 변형에 의한 신경의 흥분[1], 설사로 생긴 전해질 이상[2] 등이 쓸데없이 장딴지 근육을 긴장시킨다.

장딴지 근육이 뻣뻣해지면 발목 관절을 발등 쪽으로 구부리는 배굴이 힘들어져 걷거나 달릴 때 문제가 발생한다. 발목 관절이 충분히 구부러지지 못하면 한 발을 바닥에 딛고 체중을 실어 움직일 때 발목을 다치게 된다. 본문 68쪽에서 설명하고 있는 운동 연쇄나 근막 연결에 의한 요통이 바로 이런 경우다.

이러한 문제를 해소하려면 평소에 장딴지 근육을 잘 풀어주고 장딴지가 긴장하는 원인에도 눈을 돌려야 한다. 장딴지가 본래의 유연성을 되찾으면 발의 움직임을 개선할 수 있고, 이는 곧 요통 완화로 이어진다.

[1] 허리뼈나 골반이 틀어져 장딴지 근육을 지배하는 신경을 압박하면 장딴지가 과도하게 수축될 수 있다고 한다.

[2] 한여름에 땀을 많이 흘리거나 설사를 하면 혈액 중 나트륨이나 칼슘 등의 전해질 균형이 무너져 신경이나 근육이 지나치게 흥분하거나 장딴지의 과도한 수축을 유발한다. 이런 경우 스포츠음료 등으로 수분과 함께 전해질을 보충할 필요가 있다.

발 개선의 열쇠가 되는 근육과 골격

※ 분홍색으로 표시한 것은 특히 요통 개선에 도움이 되는 근육이다

안쪽

가자미근
장딴지 깊숙한 곳에 위치한 근육으로 굳어지기 쉽고 발의 움직임에 영향을 주어 요통을 유발한다.

족저근막
발의 아치를 형성하여 지면에서 받는 충격을 흡수하는 쿠션 역할을 한다.

후경골근
발 안쪽에 있는 근육으로 발의 아치 형태를 유지하는 데 관여한다. 하이 아치나 평발이 발의 문제나 요통으로 이어지기도 한다.

무릎 뒤

햄스트링
골반 변형 외에 내장의 이상이나 정신적인 영향도 나타나기 쉽고, 보행에도 중요하다.

단지굴근
발바닥을 향하여 발가락을 굽힐 때 사용하는 근육으로 굳거나 수축되면 요통을 유발하기도 한다.

슬와근
무릎 뒤에 있는 작은 근육으로 햄스트링, 넙다리네갈래근과 함께 무릎 안정에 관여한다.

바깥쪽

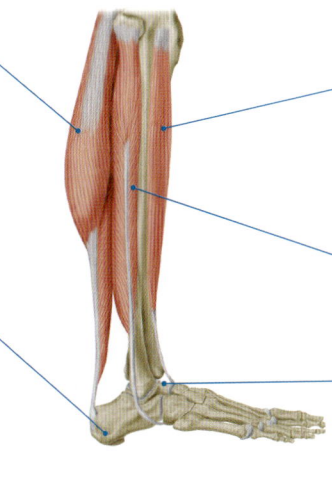

비복근
장딴지를 구성하는 근육이다. 굳거나 수축하면 보행을 저해하고 근막 연결에 의해 요통의 원인이 된다.

전경골근
주로 발끝을 들어 올릴 때 사용하는 근육이다. 위장 상태에 따라 긴장이나 통증이 나타나기 쉽다.

장비골근
발목 관절의 염좌에 의해 손상되기 쉽고 근막 연결에 의해 요통을 유발하기도 한다.

발꿈치뼈
걸을 때 처음 지면에 닿는 뼈이다. 요통의 신호로 발뒤꿈치에 통증이 있는 경우가 있다.

목말뼈
정강뼈와 발꿈치뼈 사이에 있는 뼈로 근육이 없다. 발의 문제에서 요통을 유발하는 주요 원인이다.

COLUMN

사람의 몸에는 빌딩과 같은 고도의 기능이 마련되어 있다

빌딩은 높을수록 지진의 영향을 강하게 받는다. 그래서 고층 빌딩에는 진동에 대처할 고도의 제어 기구가 설치되어 있다. 그 제어 기구에는 최신 공학 기술의 정수가 담겨 있다고 해도 과언이 아니다. 그런데 우리 몸에도 비슷한 시스템이 갖춰져 있다.

고층 빌딩에서 진동에 대처할 제어 기구는 '제진 기능', '면진 기능', '내진 기능'의 세 가지로 분류할 수 있다.

먼저 제진 기능은 건축물에 고무 등의 댐퍼를 짜 넣어 진동을 흡수해 빌딩을 지키는 기능이다. 사람 몸에 비유한다면 충격을 흡수하는 추간판이나 척추의 작은 움직임을 감지하는 근육과 같다고 할 수 있다. 내진 기능은 뼈대를 강하게 하여 진동에 견디도록 하는 기능이다. 사람 몸으로 따지면 허리뼈나 골반을 안정시키는 체간 근육과 비슷하다. 면진 기능은 건물과 지반 사이에 장치를 설치하여 지면의 진동이 건물에 전해지지 않도록 하는 기능이다. 이는 바닥에서 받는 힘을 분산하는 발이나 골반의 기능에 해당한다.

이렇듯 고층 빌딩을 지지하는 고도로 발달된 진동 제어 기구는 실제로 사람의 몸에도 마련되어 있다. 게다가 사람의 몸은 서 있는 것 외에 걷거나 달리는 등의 여러 동작을 안정적으로 할 수 있도록 설계되어 있다. 다만, 여러 움직임에 안정적으로 대응할 수 있게 설계되었더라도 잘 관리하지 못하면 조금씩 틈이 생길 수 있음을 잊지 말아야 한다. 그 틈을 간과하고 방치하면 반드시 커다란 통증이 되어 돌아온다.

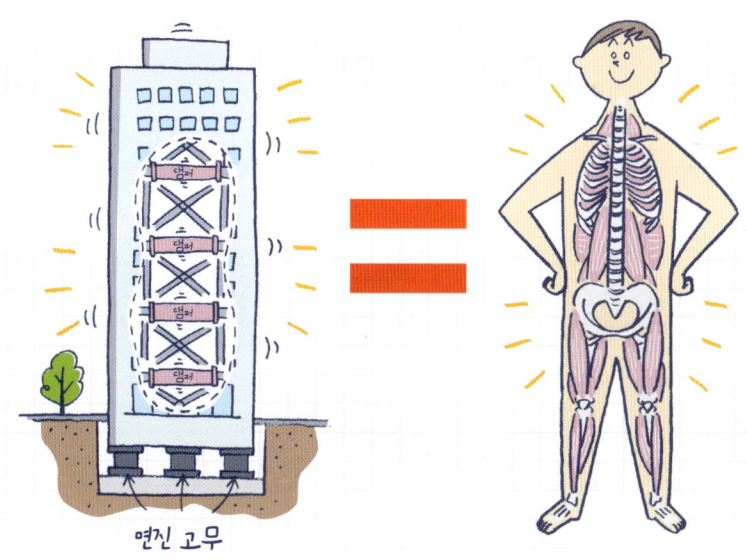

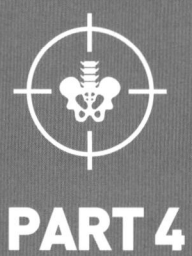

PART 4

'문제 부위를 찾아
제대로 해결한다'
세 가지 유형별 요통 개선법

허리 통증의 원인이 척추, 골반, 발 중 어디에 있는지 체크리스트를 통해 알아보고,
그에 따른 방법을 실시한다. 아픈 부위를 해부학적으로 이해하고 따라 할 수 있도록
인체 일러스트도 첨부했다. 근력 강화, 관절 가동술, 스트레칭, 마사지 등
자신에게 맞는 방법을 꾸준히 실행하면 통증 없는 몸을 만들 수 있다.

요통 개선을 위한 기본 상식

이 책에서 소개하는 요통 개선 방법은 크게 네 가지로 분류할 수 있다.
부상을 방지하고 더 나은 효과를 보기 위해 시작 전 각각의 특징과 주의점을 확인하자.

근력 강화 　근육의 스위치를 켜기 쉽게 만든다

우리 몸에는 코르셋 기능을 하는 근육이 있다. 팽팽하게 수축하여 체간을 지지하는데, 이 근육이 느슨해지면 척추 등 다양한 부위의 관절에 부담이 가중되어 요통이 발생할 수 있다. 체간을 지지하는 근육이 약화되면 필요할 때 코르셋 기능이 작동하지 않는다. 따라서 체간 근육 강화 운동을 꾸준히 해서 근육의 스위치를 켜기 쉽게 만든다.

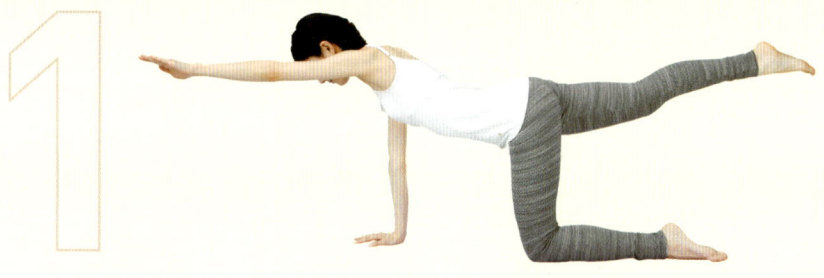

레그&암 → p.106

관절 가동술 　관절을 움직여 인체의 톱니바퀴를 돌린다

관절을 너무 움직이지 않거나 한정된 움직임만 하다 보면 관절 주위의 부드러운 조직이 딱딱하게 굳어버린다. 그러면 관절 움직임이 제한되어 가동 범위가 좁아진다. 어느 한 관절의 움직임이 나빠지면 다른 관절이 그 역할을 대신하기 위해 무리하게 움직이게 되는데, 그러다 보면 요통으로 이어진다. 그래서 움직임이 나빠진 관절을 움직이는 일이 중요하다. 단, 무리하게 가동 범위를 늘리면 관절이 불안정해지므로 주의해야 한다.

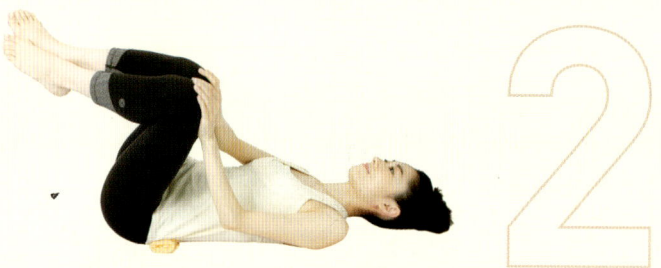

엉치엉덩관절·고관절 운동 → p.120

🟥 스트레칭   근육을 균형 있게 늘인다

근육이나 근막이 유연성을 잃으면 여러 가지 장애를 일으킨다. 예를 들어 골격에 더해지는 장력이 균형을 잃으면 골반이나 척추를 정상적인 상태로 유지하기 힘들다. 또 관절을 움직이는 근육에는 길항근이 있어서 한쪽 근육이 수축할 때 반대쪽 근육은 충분히 늘어나야 한다. 이런 이유로 스트레칭으로 근육이나 근막을 잘 늘여서 장력의 균형을 유지하는 일이 중요하다. 단, 아침 등 몸이 뻣뻣할 때 갑자기 강한 힘으로 근육을 늘이는 것은 삼간다.

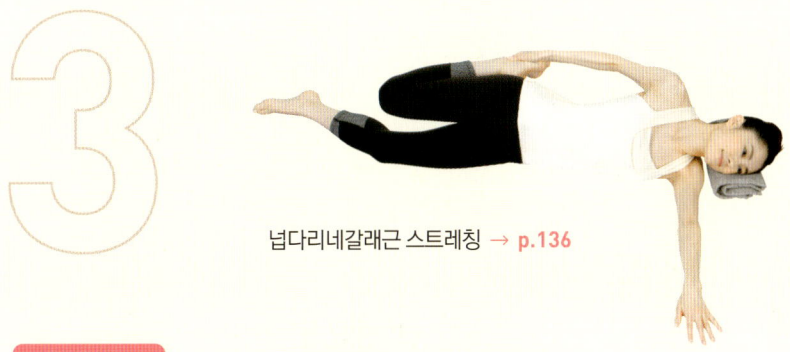

넙다리네갈래근 스트레칭 → p.136

🟥 마사지   딱딱해진 근육을 압박해 풀어준다

근막이 유착되거나 굳었을 경우 스트레칭만으로는 근육이 충분히 늘어나지 않는다. 말랑말랑한 떡은 잡아당기면 늘어나지만 굳으면 갈라지거나 찢어지는 원리와 같다. 그러나 압박을 가하면 떡의 모양을 바꿀 수 있다. 스트레칭으로 늘이기 힘든 부위나 굳은 상태일 때 효과적인 방법이 마사지다. 지속적으로 압박을 가해 그 부위를 허혈 상태로 만든 후 압박을 풀면 혈액이 흘러든다. 너무 강하게 누르지 말고 시원하다고 느낄 정도로 압박하는 것이 요령이다.

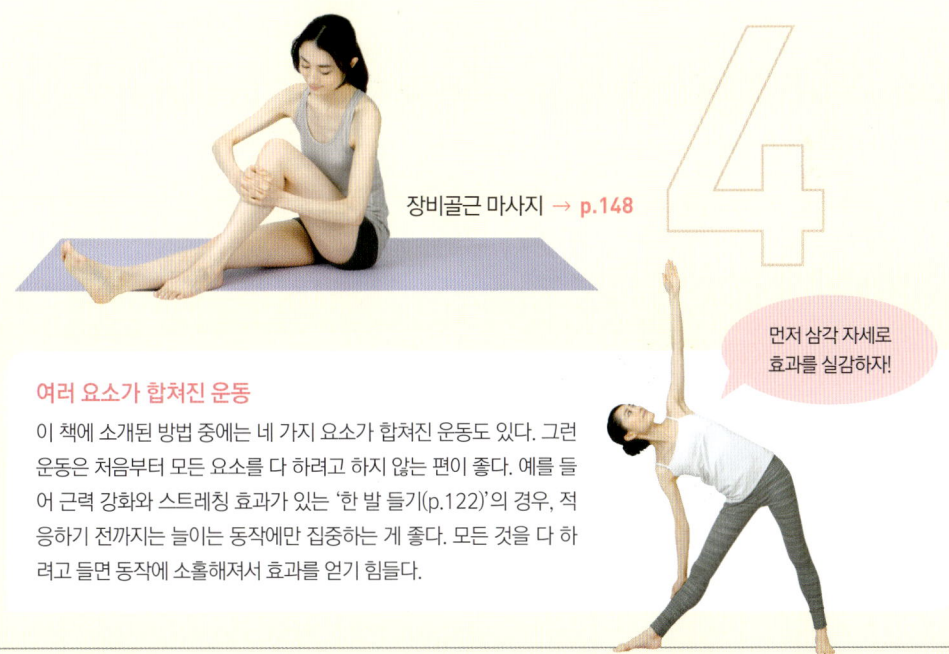

장비골근 마사지 → p.148

먼저 삼각 자세로 효과를 실감하자!

여러 요소가 합쳐진 운동

이 책에 소개된 방법 중에는 네 가지 요소가 합쳐진 운동도 있다. 그런 운동은 처음부터 모든 요소를 다 하려고 하지 않는 편이 좋다. 예를 들어 근력 강화와 스트레칭 효과가 있는 '한 발 들기(p.122)'의 경우, 적응하기 전까지는 늘이는 동작에만 집중하는 게 좋다. 모든 것을 다 하려고 들면 동작에 소홀해져서 효과를 얻기 힘들다.

다양한 허리 통증에 효과적이다!
모든 요통에 좋은
삼각 자세

개선 포인트: 복횡근, 복사근, 중둔근, 요방형근, 햄스트링, 비복근 등

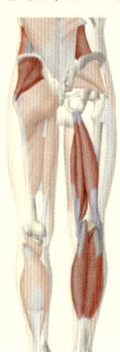

발, 골반, 척추를 지지하는 근육을 모두 늘이고 강화할 수 있어 모든 요통에 효과가 있다. 무리하지 않는 범위 내에서 매일 하는 것을 추천한다.

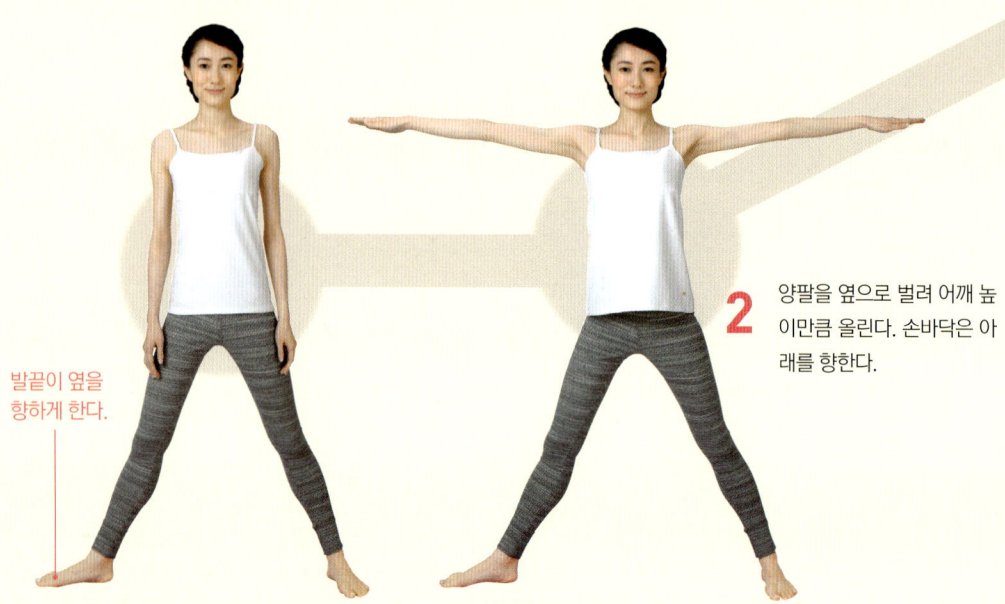

발끝이 옆을 향하게 한다.

1 똑바로 서서 다리를 어깨너비보다 넓게 벌린다. 몸은 정면을 향하고 오른쪽 다리만 바깥쪽을 향하게 한다(몸을 오른쪽으로 기울일 때).

2 양팔을 옆으로 벌려 어깨 높이만큼 올린다. 손바닥은 아래를 향한다.

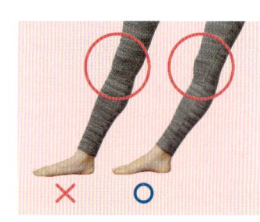

✕ **NG**

다리를 바깥쪽으로 향하게 할 때 무릎이 안쪽으로 들어가기 쉬우므로 주의한다. 무릎과 발끝이 같은 방향을 향하도록 한다.

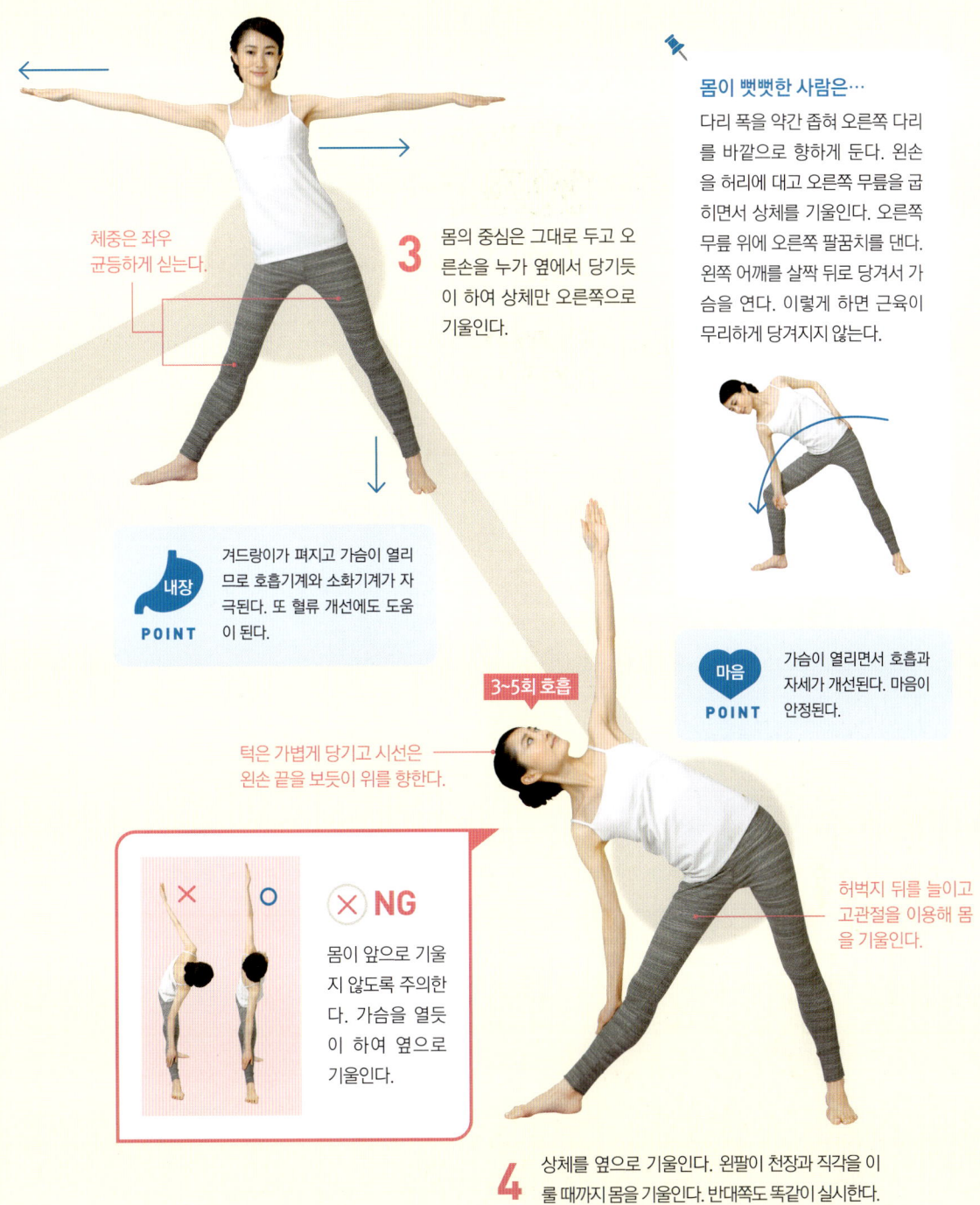

체중은 좌우 균등하게 싣는다.

3 몸의 중심은 그대로 두고 오른손을 누가 옆에서 당기듯이 하여 상체만 오른쪽으로 기울인다.

몸이 뻣뻣한 사람은…
다리 폭을 약간 좁혀 오른쪽 다리를 바깥으로 향하게 둔다. 왼손을 허리에 대고 오른쪽 무릎을 굽히면서 상체를 기울인다. 오른쪽 무릎 위에 오른쪽 팔꿈치를 댄다. 왼쪽 어깨를 살짝 뒤로 당겨서 가슴을 연다. 이렇게 하면 근육이 무리하게 당겨지지 않는다.

내장 POINT 겨드랑이가 펴지고 가슴이 열리므로 호흡기계와 소화기계가 자극된다. 또 혈류 개선에도 도움이 된다.

3~5회 호흡

턱은 가볍게 당기고 시선은 왼손 끝을 보듯이 위를 향한다.

마음 POINT 가슴이 열리면서 호흡과 자세가 개선된다. 마음이 안정된다.

✗ NG 몸이 앞으로 기울지 않도록 주의한다. 가슴을 열듯이 하여 옆으로 기울인다.

허벅지 뒤를 늘이고 고관절을 이용해 몸을 기울인다.

4 상체를 옆으로 기울인다. 왼팔이 천장과 직각을 이룰 때까지 몸을 기울인다. 반대쪽도 똑같이 실시한다.

※ 삼각 자세는 큰 근육을 늘이는 동작이므로 처음에는 마사지와 병행하는 것을 추천한다. 햄스트링 마사지(p.125), 중둔근 마사지(p.127)를 같이 하면 더 안전하게 할 수 있다.

나는 어디에 해당할까?
요통 체크리스트

이 책에서는 허리 통증의 원인과 개선법을 척추, 골반, 발의 세 가지 토대로 나누어 생각한다. 이 중 자신은 어떤 유형에 해당되는지 체크리스트를 통해 알아보자. 두 가지 이상에 해당되거나 환경과 상황에 따라 변할 수도 있으므로 정기적으로 체크해도 좋다.

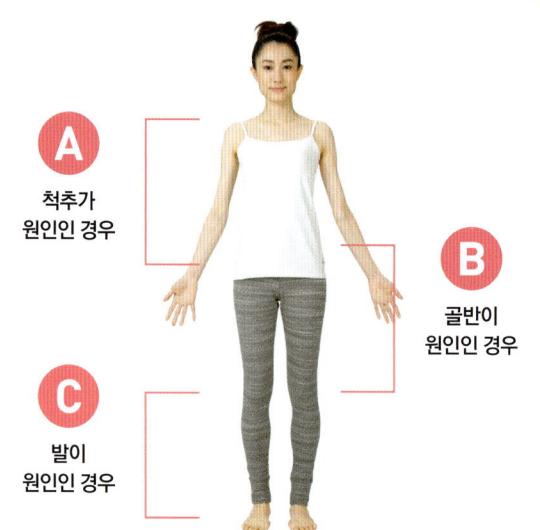

A 척추가 원인인 경우
B 골반이 원인인 경우
C 발이 원인인 경우

체크리스트 사용법
모든 유형에 체크를 해보고 ★이 하나라도 있는지 알아보자. 4개 이상 해당되면 각 유형별 개선 방법 안내 페이지를 따라가면 된다.

A 척추가 원인인 경우 체크리스트

- ★ ☐ 척추가 앞으로 굽은 고양이 등이다
- ☐ 허리를 뒤로 젖히기 힘들다, 또는 뒤로 젖히면 허리가 아프다
- ☐ 앞으로 숙이기 힘들다, 또는 숙이면 허리가 아프다
- ☐ 척추에 압통이 있다
- ☐ 가끔 등이 아프다
- ☐ 목을 자주 접질린다
- ☐ 무릎을 안고 바닥에서 앞뒤로 구르면 아프다
- ☐ 과거에 척추 주변을 부상당한 적이 있다
- ☐ 두통이 잦다
- ☐ 몸을 잘 비틀지 못한다

- ☐ 허리 위쪽이 자주 아프다
- ★ ☐ 식욕이 없을 때가 많다
- ☐ 정신적으로 쉽게 무너진다
- ★ ☐ 자율신경의 균형이 쉽게 무너진다
- ★ ☐ 호흡이 얕다/무호흡 증상이 자주 있다
- ☐ 아침에 일어나면 허리가 아픈데 움직이면 괜찮아진다

》 ★마크에 하나라도 해당되는 사람, 4개 이상의 항목에 체크한 사람은 **98**쪽으로!

B 골반이 원인인 경우 체크리스트

- ★ ☐ 가만히 앉아 있지 못한다
- ★ ☐ 다리를 꼬는 버릇이 있다
- ☐ 허리 아래쪽이 아프다
- ☐ 앉아 있으면 허리가 아프다
- ☐ 가끔 서혜부가 아프다
- ☐ 골반 양쪽 옆에 튀어나온 부분(대전자)의 위치가 배꼽을 중심으로 많이 차이 난다
- ★ ☐ 양쪽 무릎을 세웠을 때 높이가 다르다
- ☐ 등을 대고 똑바로 누웠을 때 다리 길이가 다르다
- ☐ 두 다리의 벌어지는 각도가 다르다
  ※ 선천적으로 다른 사람은 예외
- ☐ 바지를 벗으려고 한쪽 다리를 올릴 때 힘이 안 들어간다
- ☐ 한 발로 서서 균형을 잡기 힘들다
- ☐ 걸으면 바지나 치마가 한쪽으로 쏠린다
- ★ ☐ 비 오는 날 바지의 한쪽 끝단이 많이 젖는다
- ☐ 자신의 걸음걸이에 어색함을 느낀다
- ★ ☐ 생리불순이나 생리와 관련된 여러 증상이 있다
- ☐ 변비나 설사가 잦다
- ☐ 요실금이 걱정된다

》 ★마크에 하나라도 해당되는 사람, 4개 이상의 항목에 체크한 사람은 **118**쪽으로!

C 발이 원인인 경우 체크리스트

- ★ ☐ 걷다가 자주 발에 걸려 넘어진다
- ☐ 가끔 발뒤꿈치가 아프다
- ★ ☐ 발바닥이 아프다(아침에 자주 아프다)
- ☐ 신발 밑창의 닳는 부위가 양쪽이 다르다
- ★ ☐ 신발을 바꾸면 허리가 아프다(신사화 등)
- ☐ 발가락 가위바위보(p.151)를 못한다/발가락을 벌리면 발바닥이 아프다
- ☐ 오래 서 있거나 걸으면 허리가 아프다
- ☐ 걸으면 서혜부가 아프다
- ☐ 발목 배굴 운동(p.138)이나 외반 및 내반(p.138)을 할 때 양쪽이 차이가 난다
- ☐ 과거에 발목을 크게 삔 적이 있거나 습관적으로 삔다
- ★ ☐ 발바닥 아치가 양쪽이 다르다
- ☐ 구부릴 때 한쪽 발이 틀어진다
- ☐ 서 있을 때 중심이 한쪽으로 치우친다(바깥쪽이나 앞쪽으로 과도하게 기운다)
- ★ ☐ 발에 티눈·굳은살·무지외반증 등이 있거나 잘 생긴다
- ☐ 장딴지의 긴장을 자주 느낀다/장딴지에 자주 쥐가 난다

》 ★마크에 하나라도 해당되는 사람, 4개 이상의 항목에 체크한 사람은 **138**쪽으로!

척추가 원인인 경우 요통 개선법

100~117쪽에서는 척추에 요통의 원인이 있는 사람을 위한 개선 방법을 소개한다.
다음 테스트를 통해 척추 중에서도 특히 어디가 문제인지 파악한 후 운동법을 선택하자.

자신의 상태를 체크한다!

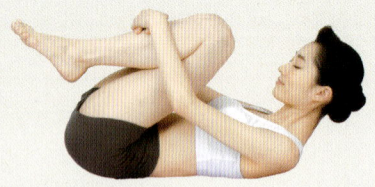

1 바닥에서 등 구르기
바닥에 누워서 무릎을 안고 척추 하나하나를 바닥에 댄다는 생각으로 몸을 앞뒤로 움직인다.

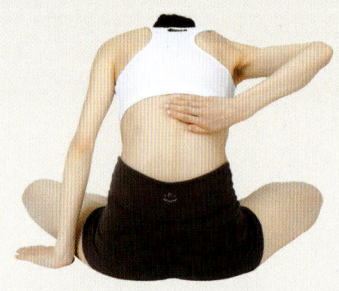

2 척추 체크하기
척추를 하나씩 만져본다. 허리 부위는 등을 둥글게 말면 뼈가 드러나므로 알기 쉽다. 다른 사람에게 만져달라고 해도 된다.

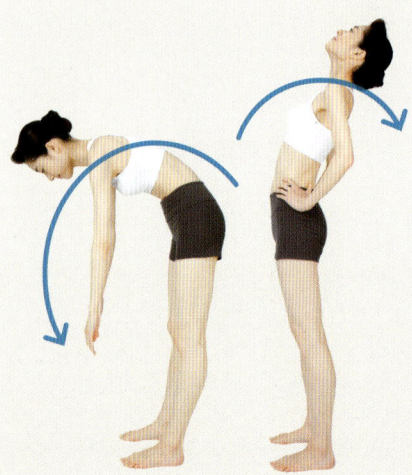

3 전굴·후굴
허리를 천천히 앞으로 숙여보고 뒤로 젖혀본다. 요통이 있는 사람은 너무 무리해서 숙이거나 젖히지 않도록 주의한다.

1에서 척추가 아픈 사람은 척추의 가동성이 저하되었을 가능성이 있다.

2에서 통증이 있다면 허리뼈 배열 이상을 생각할 수 있다. 척추의 안정성과 연동성을 높이자.

3에서 앞으로 숙였을 때 아픈 사람은 척추의 연동성과 안정성 향상을, 뒤로 젖혔을 때 아픈 사람은 허리뼈의 기능 개선을 목표로 하자.

방법 1
척추의 안정성과 가동성을 높인다
허리와 등에 통증이 있는 사람은 등뼈와 흉곽의 가동성이 저하되었을 가능성이 있다. 어깨뼈를 움직여서 본래 등뼈의 움직임과 척추의 자연스러운 곡선을 되찾자.

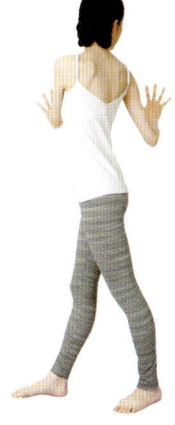

월 트위스트 → p.108
어깨뼈 외전·내전 → p.110

방법 2
척추와 허리의 연동성을 높인다
사람의 몸은 연결되어 있어서 목뼈(목)의 문제가 허리뼈에 영향을 미쳐 문제를 일으키기도 한다. 문제를 개선하려면 목뼈, 등뼈, 허리뼈를 부드럽게 연동시키는 일이 중요하다.

캣&카우 → p.112
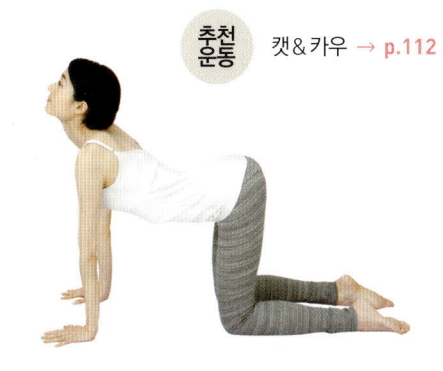

방법 3
체간 근육을 강화한다
허리뼈는 갈비뼈에 둘러싸여 있지 않기 때문에 근육을 강화해 안정성을 높일 필요가 있다. 체간의 이너 유닛을 단련하는 운동을 매일 해보자. 허리를 자주 삐끗하는 사람에게 추천한다.

드로인 → p.100   브리지 → p.104
사이드 브리지 → p.103   레그&암 → p.106

방법 4
허리 주변의 긴장을 없앤다
허리뼈 자체의 가동성이 저하되면 근육이나 다른 부위가 개선되어도 요통은 낫지 않는다. 허리뼈 관절을 움직이면서 근육의 긴장을 풀어보자.

허리뼈 관절 가동술 → p.116
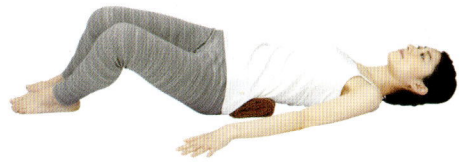

방법 5
통증 유발점을 마사지한다
근육이 긴장하거나 통증 유발점이 생기면 없던 통증이 나타날 수 있다. 평소 스트레스를 잘 받고 내장, 소화기관, 비뇨기계가 약한 사람에게 특히 효과적이다.

테니스공 마사지 → p.102
복부·쇄골 마사지 → p.114
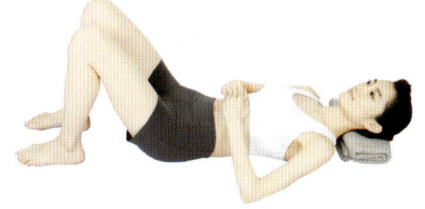

허리를 자주 삐끗하는 사람
코르셋으로 허리를 지키는 드로인

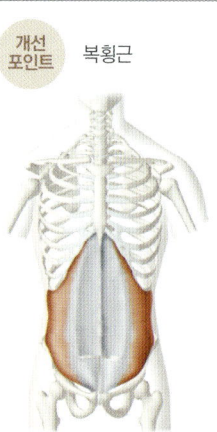

개선 포인트 — 복횡근

우리 몸에서 코르셋 역할을 하는 체간 근육을 강화하여 척추를 견고하게 안정시키는 동작이다. 생각날 때마다 하면 좋다.

누워서 하기

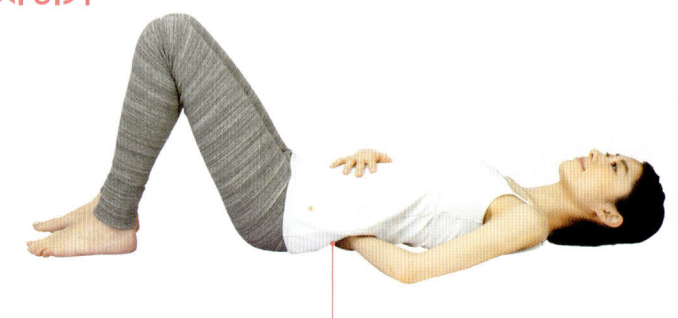

허리뼈에 자연스러운 곡선이 있다면 바닥과 허리 사이에 틈이 생긴다.

1 위를 보고 누운 후 무릎을 세운다. 한 손은 배 위에 올리고 다른 한 손은 허리 아래에 넣는다.

효과 UP

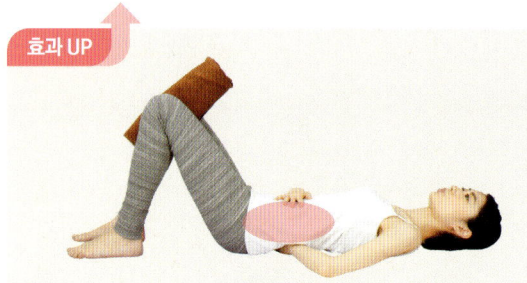

수건을 사용해 효과적으로 단련한다
익숙해지면 다리 사이에 수건을 끼워 효과를 높인다. 허벅지에 있는 모음근이 활성화되어 이너 유닛 중 하나인 골반기저근을 의식하게 되고 복횡근도 함께 단련된다.

깊은 호흡에 집중하기 때문에 자율신경(특히 부교감신경)이 활성화된다. 평소 긴장을 잘하는 사람에게 추천한다.

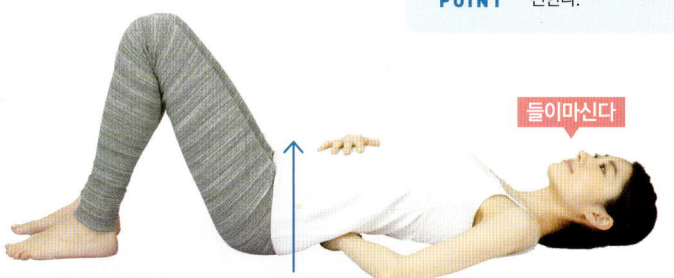

2 천천히 코로 숨을 들이마시면서 배를 부풀린다. 배에 손을 얹고 있으면 부푸는 것을 느낄 수 있다.

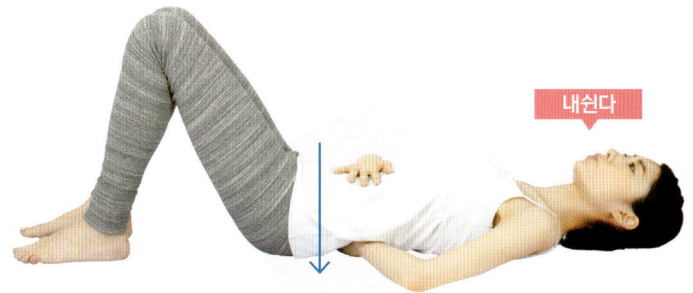

3 입으로 숨을 내쉬면서 배가 쏙 들어가게 한다. 이때 허리 아래에 있는 손이 압박되면 좋다. 5~10초에 걸쳐 천천히 숨을 다 내뱉는다. 5~10회 실시한다.

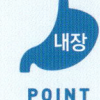
복횡근을 의식하게 되면 배변 시 도움이 된다. 또 골반기저근의 활성화는 요실금을 예방하고 내장 위치를 정상화하여 내장 기능도 개선된다.

앉아서 하기

의자에 앉아 등을 곧게 펴고 깍지 낀 두 손을 배에 갖다 댄다. 천천히 숨을 들이마시면서 배를 부풀린다. 천천히 입으로 숨을 내쉬면서 배가 들어가게 한다.

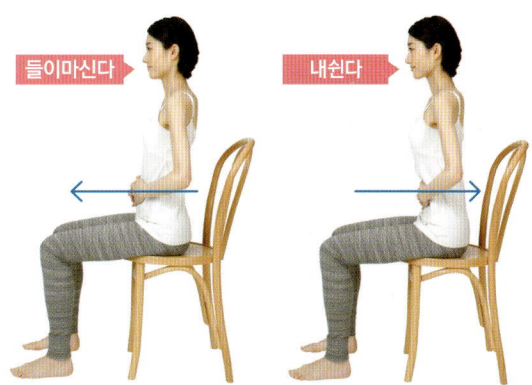

허리나 무릎에 힘이 없는 사람
허리의 피로를 완화하는
테니스공 마사지

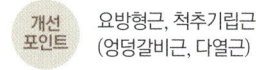
개선 포인트: 요방형근, 척추기립근 (엉덩갈비근, 다열근)

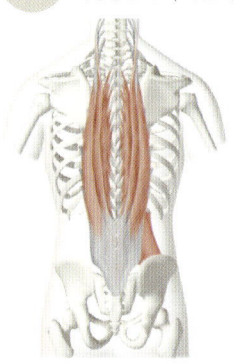

허리 근육이 긴장하거나 피로해서 발생하는 통증에 효과적이다.
테니스공을 이용하면 혼자서도 충분히 허리를 마사지할 수 있다.

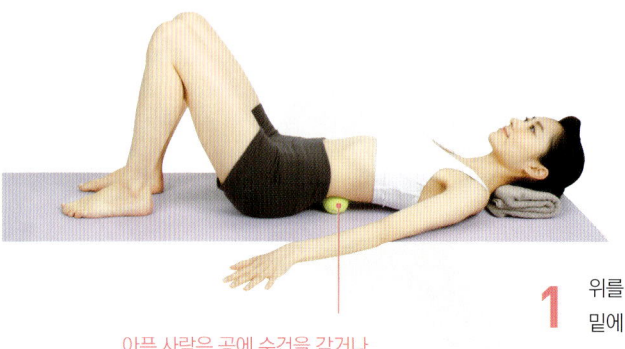

내장 POINT 신유와 지실을 자극하면 비뇨기계의 기능 개선을 기대할 수 있다.

1 위를 보고 누운 후 무릎을 세운다. 아픈 쪽 허리 밑에 테니스공을 놓는다.

아픈 사람은 공에 수건을 감거나 공 대신 매듭진 손수건을 이용해도 좋다(p.153).

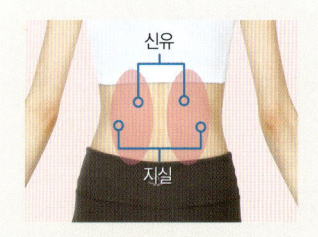
신유 / 지실

테니스공 대는 방법
골반뼈 위, 척추 양옆으로 3~4cm 정도 떨어진 곳에 테니스공을 댄다. 신장과 관련된 경혈인 '신유'와 '지실'도 자극된다.

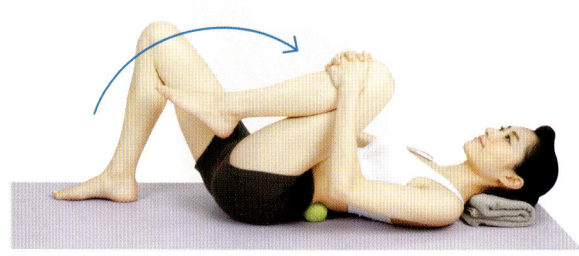

2 공을 댄 쪽 무릎을 양손으로 잡아 가슴으로 끌어당겨서 압력을 조절한다. 시원하다고 느낄 정도의 강도로 지속적으로 압박한다. 5~10회 호흡한다. 한 번 더 반복해도 좋다.

한쪽 허리에만 자주 통증을 느끼는 사람

측면을 단련해 좌우 대칭을 맞추는 사이드 브리지

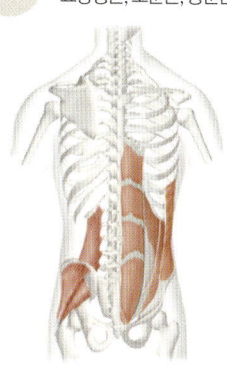

개선 포인트: 복직근, 복사근, 복횡근, 요방형근, 소둔근, 중둔근

몸의 측면을 지지하는 근육의 좌우 대칭이 맞지 않으면 허리가 불안정해진다. 양쪽 근육을 균형 있게 강화하여 척추의 안정성을 높이자.

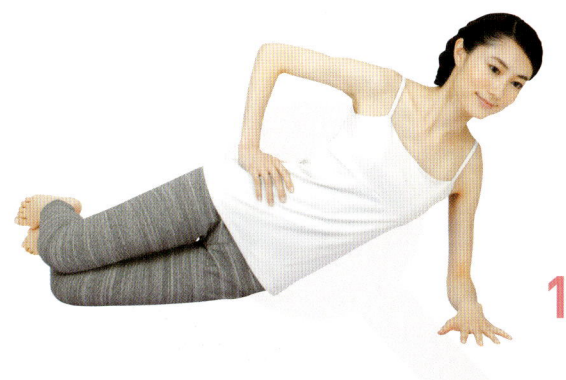

1 옆으로 누워 왼쪽 팔꿈치 아랫부분을 바닥에 대고 상체를 세운다. 오른손은 허리에 대고 양 무릎은 90도로 굽힌다.

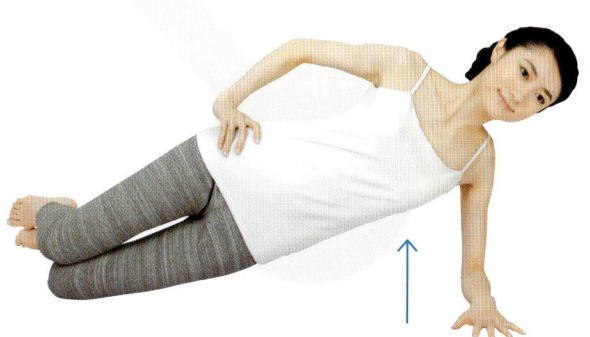

2 엉덩이를 천천히 들어 올려 몸이 일직선이 되게 한다. 자세를 유지하면서 3~5회 호흡한다. 반대쪽도 같은 방법으로 실시한다.

허리가 약하고 아픈 사람
척추의 곡선을 유지하는
브리지

체간의 주요 근육을 동시에 활성화하는 만능 운동이다.
허리뼈의 자연스러운 곡선을 유지하는 데 필요한 근육을 효율적으로 강화할 수 있다.

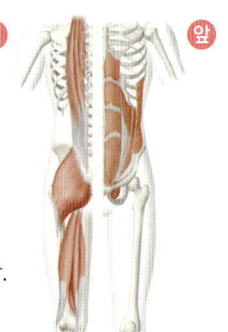

개선 포인트
복직근, 복횡근, 다열근, 골반기저근, 내외복사근, 대둔근, 햄스트링

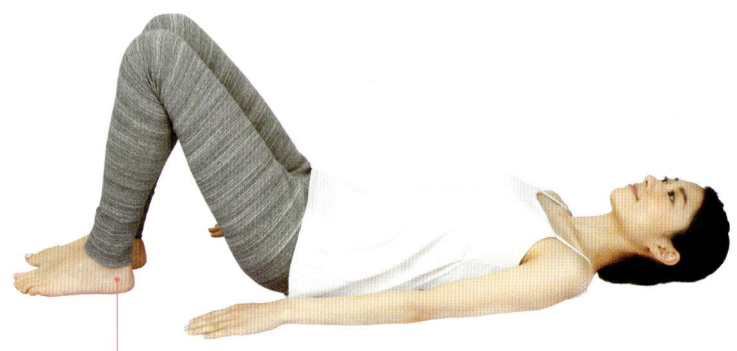

발뒤꿈치를 엉덩이 쪽으로 당긴다.

1 위를 보고 누운 후 무릎을 세운다. 양손은 손바닥을 아래로 해서 몸 옆에 놓는다.

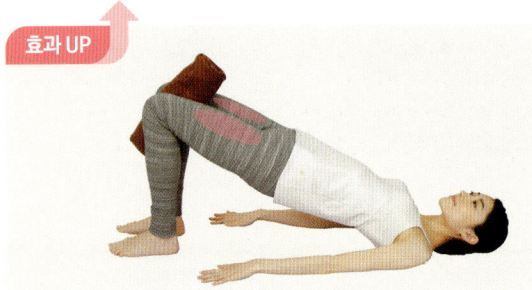

효과 UP

수건을 이용해 허벅지를 동시에 단련한다
양 무릎 사이에 수건을 끼우면 허벅지를 안쪽으로 조이는 효과가 있어서 허벅지에 있는 모음근이 활성화된다. 골반기저근도 강화할 수 있다.

골반이 위나 아래로
기울지 않도록 유지한다.

양 무릎이 떨어지지
않도록 한다.

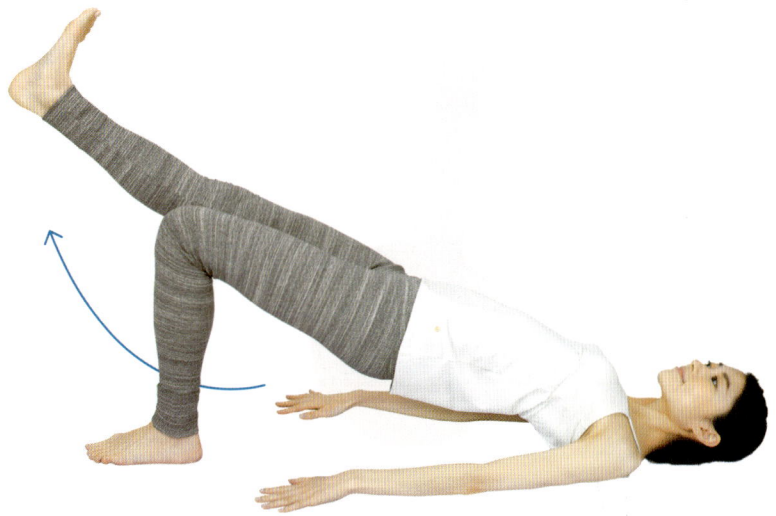

2 엉덩이를 천천히 들어 올려 어깨부터 무릎까지 일직선이 되게 한 다음 자세를 유지한다. 이때 허리와 가슴이 너무 젖혀지지 않도록 주의하고, 척추의 자연스러운 곡선을 유지한다.

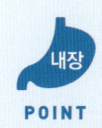

수건을 끼우고 하면 골반기저근이 강화되어 요실금을 예방하고 내장을 제 위치로 되돌리는 효과를 기대할 수 있다.

3 2번 동작이 익숙한 사람은 한쪽 다리를 펴고 다른 쪽 다리로만 몸을 지탱한다. 편 다리는 뒤꿈치를 내밀어 다리 뒤쪽을 확실하게 늘인다. 자세를 유지한 채 5~10회 호흡하는 것을 1세트로 하여 좌우 모두 3세트 실시한다.

허리 근력을 키우고 싶은 사람
체간을 단련해 척추를 강화하는 레그&암

개선 포인트 — 다열근, 햄스트링, 대둔근, 복사근, 광배근

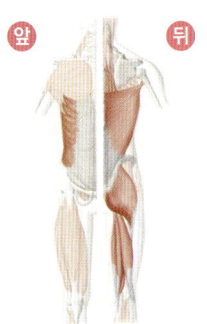

복부 근육과 등 근육이 동시에 단련되어 체간 근육 강화에 효과적이다. 좌우 근육의 균형이 잡히고 척추가 안정된다.

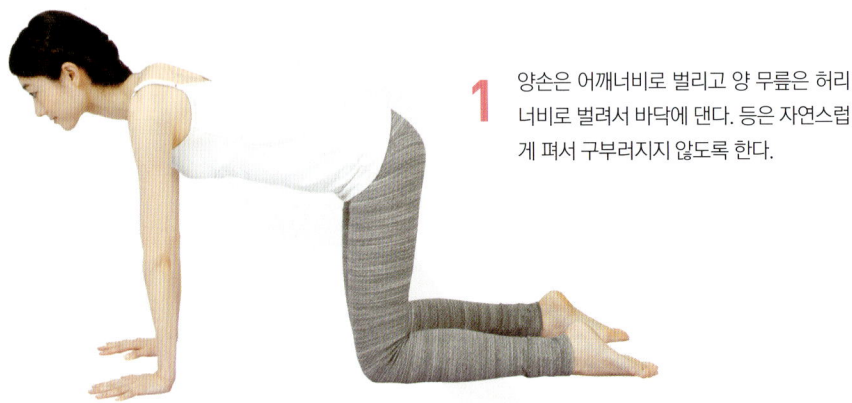

1 양손은 어깨너비로 벌리고 양 무릎은 허리너비로 벌려서 바닥에 댄다. 등은 자연스럽게 펴서 구부러지지 않도록 한다.

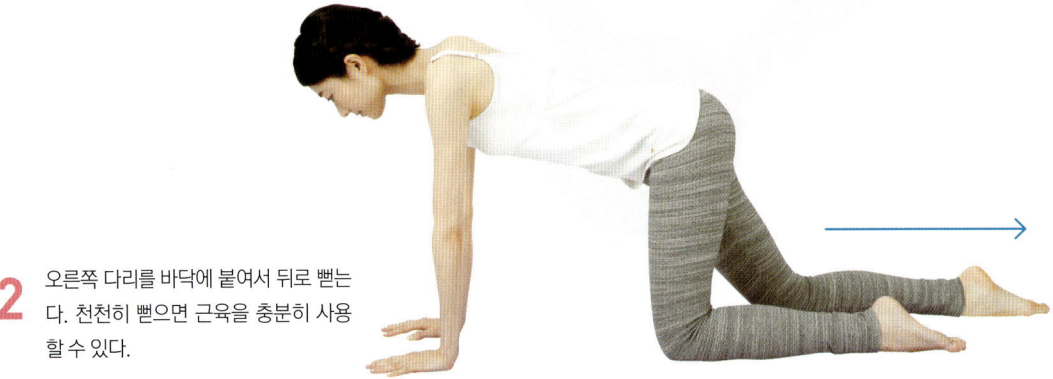

2 오른쪽 다리를 바닥에 붙여서 뒤로 뻗는다. 천천히 뻗으면 근육을 충분히 사용할 수 있다.

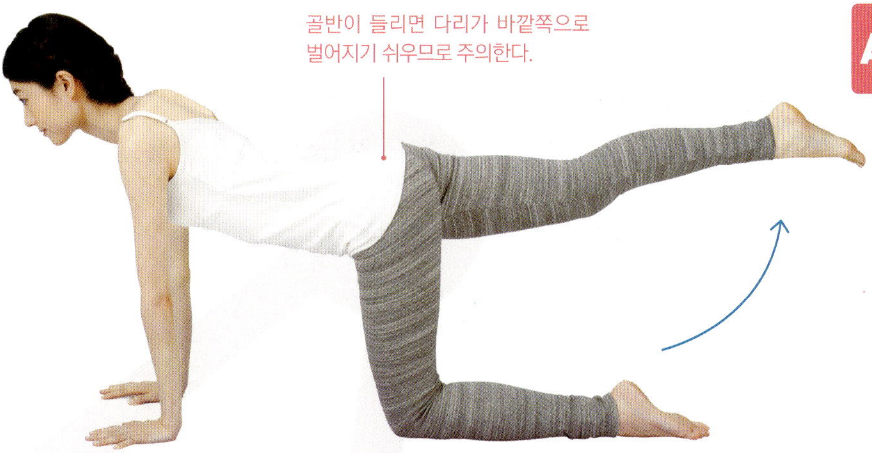

골반이 들리면 다리가 바깥쪽으로
벌어지기 쉬우므로 주의한다.

3 바닥과 평행이 될 때까지 다리를 들어 올린 후 자세를 유지한다. 이때 골반은 앞으로 기울지 않도록 하고, 들어 올린 다리는 바깥쪽으로 벌어지지 않도록 주의한다.

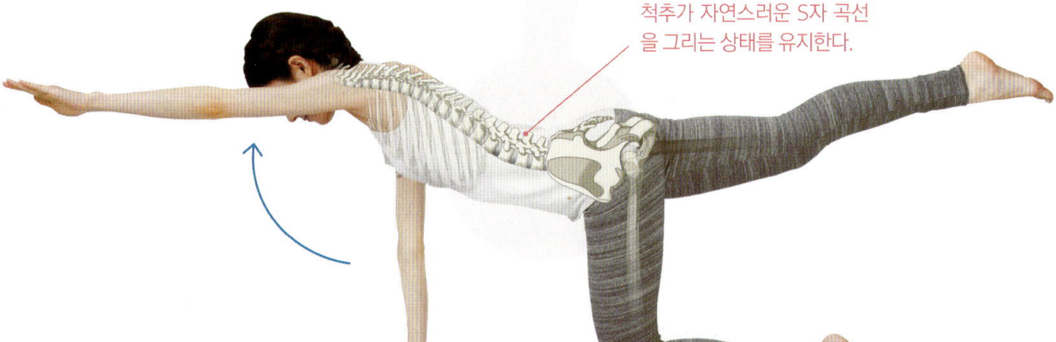

척추가 자연스러운 S자 곡선을 그리는 상태를 유지한다.

4 왼팔을 앞으로 뻗어서 바닥과 평행이 되도록 한 후 자세를 유지한다. 머리의 위치는 너무 올라가거나 내려가지 않도록 고정한다. 3~5회 호흡한 다음 팔과 다리를 천천히 내린다. 반대쪽도 실시한다.

 몸이 흔들리지 않게 균형을 잡을 때 집중력이 필요한 동작이다.

107

등이 아픈 사람 | 호흡이 얕은 사람
척추(등뼈)를 늘이는
월 트위스트

흉곽과 등뼈의 움직임이 나빠지면 허리뼈의 부담이 커진다.
이렇게 발생하는 요통을 개선하기 위해서는 등뼈의 가동성을 높이는 일이 중요하다.

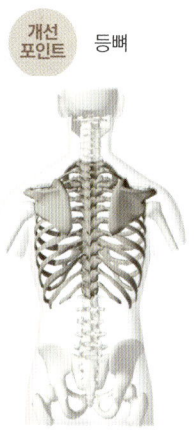

개선 포인트 등뼈

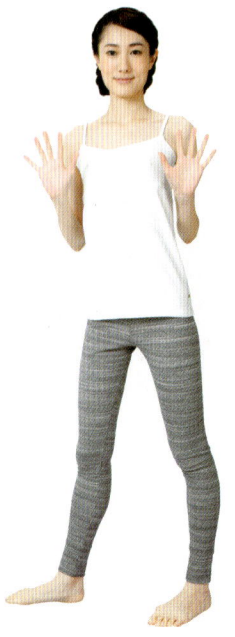

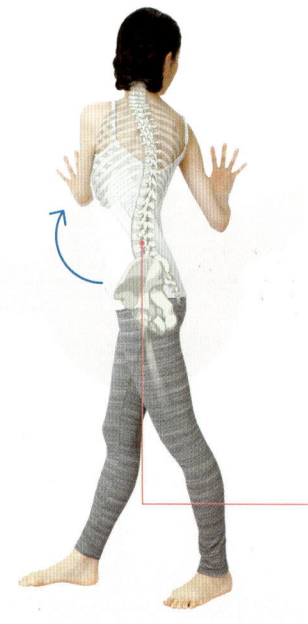

허리뼈는 절대 비틀지 않도록 한다. 동작 중 허리 통증이 느껴지면 하지 않는다.

1 벽을 등지고 20~30cm 떨어진 위치에 선 후 다리를 허리 너비만큼 벌린다. 오른발을 바깥쪽으로 90도 꺾어서 벽과 평행이 되게 하고 왼발은 45도 안쪽을 향한다. 양손은 가슴 앞에서 펼친다.

2 상체만 오른쪽으로 비틀어서 양손을 벽에 댄다. 하체는 고정하고 등뼈와 고관절을 이용하여 몸을 비튼다.

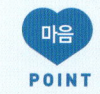 마음 POINT 가슴이 열리기 때문에 호흡이 편안해진다.

3 몸은 그대로 두고 얼굴만 천천히 왼쪽으로 돌린다.

POINT 어깨뼈 사이가 자극되고 광배근 등 겨드랑이부터 등에 있는 큰 근육이 이완되어 소화기계와 호흡기계의 기능 개선을 기대할 수 있다.

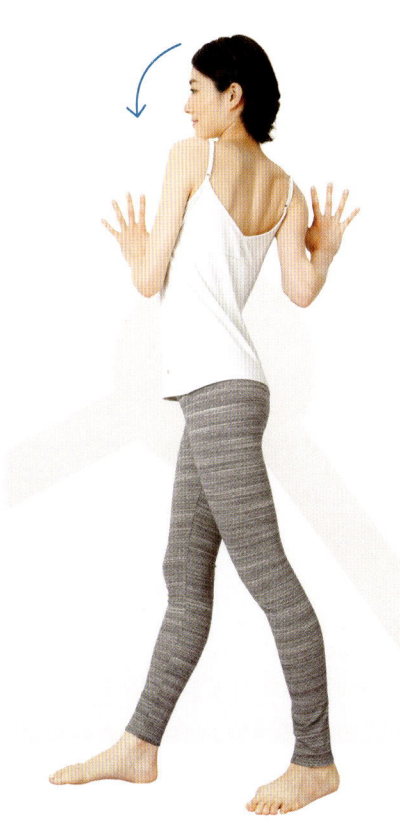

4 오른쪽 귀를 대듯이 상체를 벽 쪽으로 기울인다. 어깨뼈가 안쪽으로 모이는 것을 느낄 수 있다. 자세를 유지한 채 3~7회 호흡한 다음 반대쪽도 실시한다.

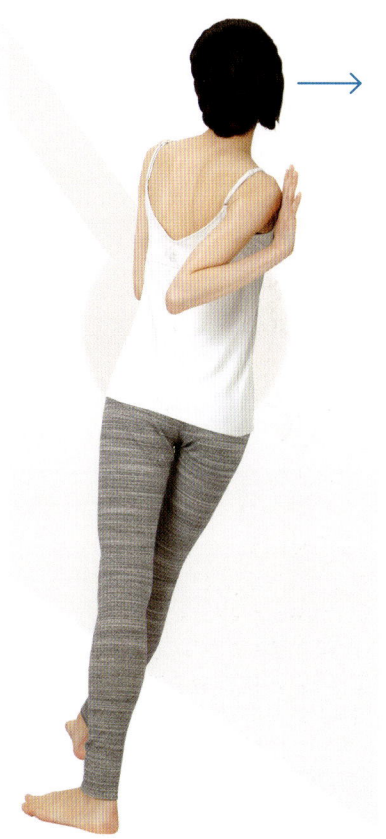

앞모습

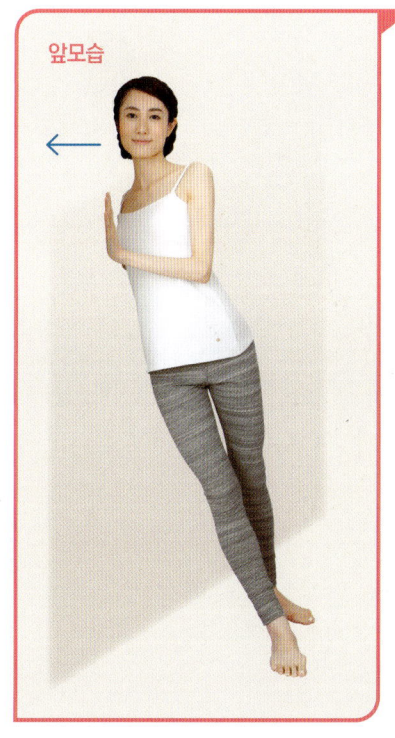

척추가 일자인 사람 | 고양이 등인 사람
어깨뼈를 풀어주는
어깨뼈 외전 & 내전

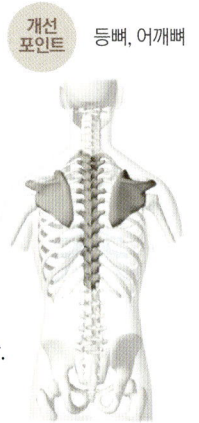

개선 포인트: 등뼈, 어깨뼈

바닥에 누워서 구르면 등이 아픈 사람이나 척추가 부드럽게 움직이지 않는 사람을 위한 운동이다. 어깨뼈를 움직여서 등의 긴장을 풀어주면 요통과 뭉친 어깨가 좋아진다.

어깨뼈의 외전

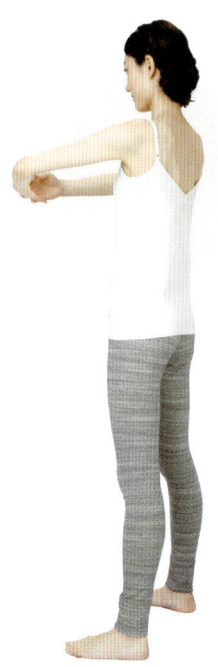

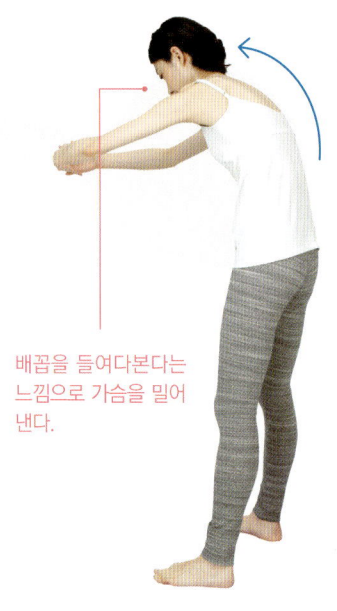

배꼽을 들여다본다는 느낌으로 가슴을 밀어낸다.

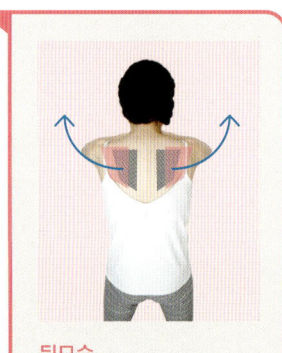

뒷모습
양팔을 앞으로 뻗고 등을 구부리면 어깨뼈가 좌우로 미끄러지듯이 벌어진다(바깥쪽으로 움직인다).

1 다리를 허리 너비로 벌리고 선 후 양손을 가슴 앞에서 깍지 낀다. 팔꿈치는 가볍게 구부린다.

2 호흡을 내쉬면서 양팔을 앞으로 뻗고 가슴은 뒤로 밀어내어 등을 둥글게 만든다.

어깨뼈의 내전

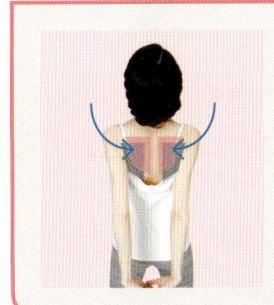

뒷모습
팔을 올린다기보다 어깨뼈를 맞댄다는 느낌으로 동작을 하면 어깨뼈를 모으기 쉽다(안쪽으로 움직인다).

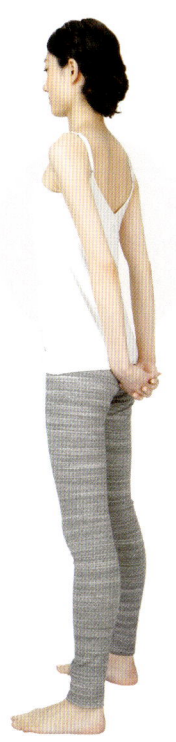

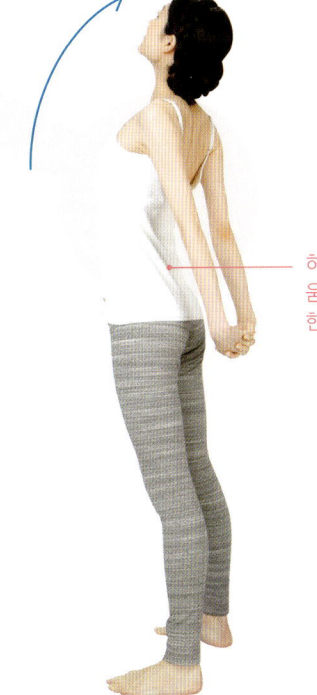

허리뼈는 가급적 움직이지 않도록 한다.

1 다리를 허리 너비로 벌리고 선 다음 양손을 엉덩이 뒤에서 깍지 낀다.

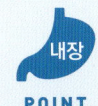

내장 POINT
어깨뼈 사이가 자극되어 자율신경의 균형이 잡히면 소화기계와 호흡기계의 기능이 개선될 수 있다.

2 숨을 들이마시면서 양팔을 뻗어서 깍지 낀 손을 최대한 들어 올린다. 어깨는 따라 올라가지 않게 한다.

마음 POINT
흉곽의 위치와 움직임이 개선되면 호흡의 질이 변하기 때문에 긴장감이 해소되는 효과를 기대할 수 있다.

허리의 움직임이 뻣뻣한 사람
척추와 골반을 연동시키는
캣&카우

개선 포인트

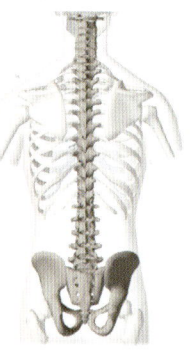
골반, 허리뼈, 등뼈, 목뼈

허리뼈와 골반, 허리뼈와 등뼈, 목뼈를 잘 연동시키기 위한 운동이다.
골반, 등뼈, 목뼈의 연동을 강화하면 허리뼈에 부담이 집중되는 것을 방지할 수 있다.

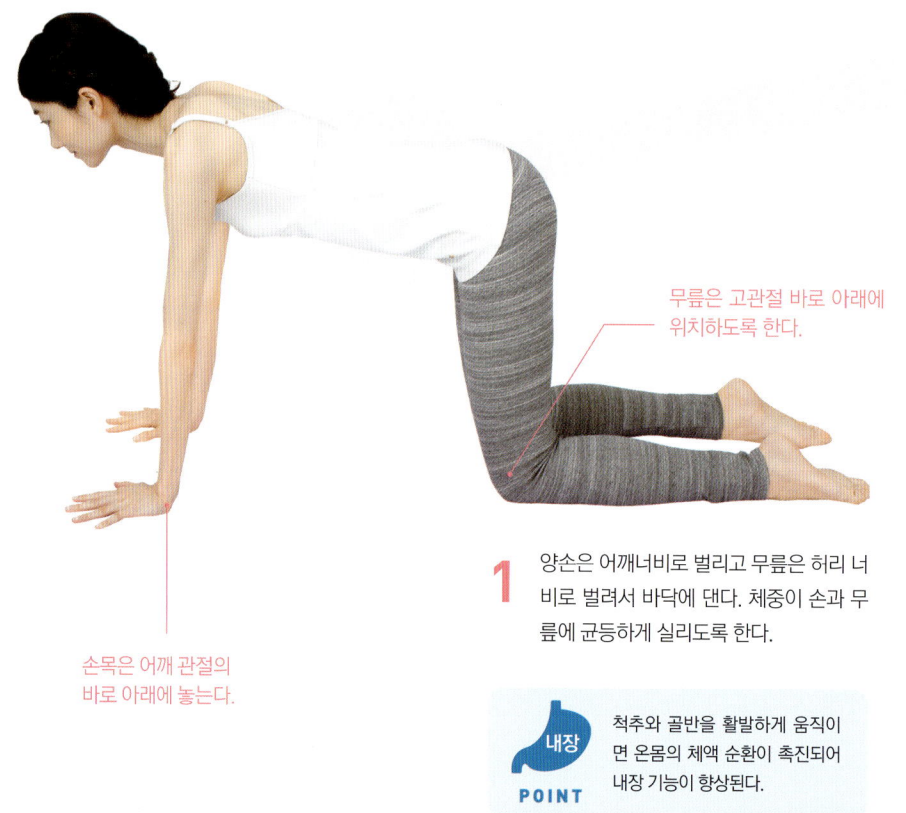

무릎은 고관절 바로 아래에 위치하도록 한다.

손목은 어깨 관절의 바로 아래에 놓는다.

1 양손은 어깨너비로 벌리고 무릎은 허리 너비로 벌려서 바닥에 댄다. 체중이 손과 무릎에 균등하게 실리도록 한다.

내장 POINT 척추와 골반을 활발하게 움직이면 온몸의 체액 순환이 촉진되어 내장 기능이 향상된다.

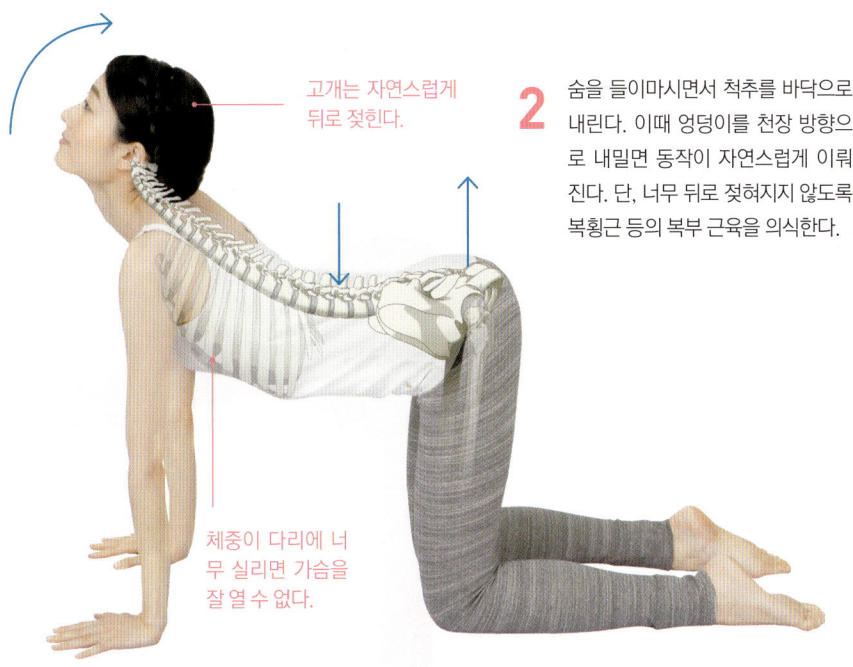

고개는 자연스럽게 뒤로 젖힌다.

2 숨을 들이마시면서 척추를 바닥으로 내린다. 이때 엉덩이를 천장 방향으로 내밀면 동작이 자연스럽게 이뤄진다. 단, 너무 뒤로 젖혀지지 않도록 복횡근 등의 복부 근육을 의식한다.

체중이 다리에 너무 실리면 가슴을 잘 열 수 없다.

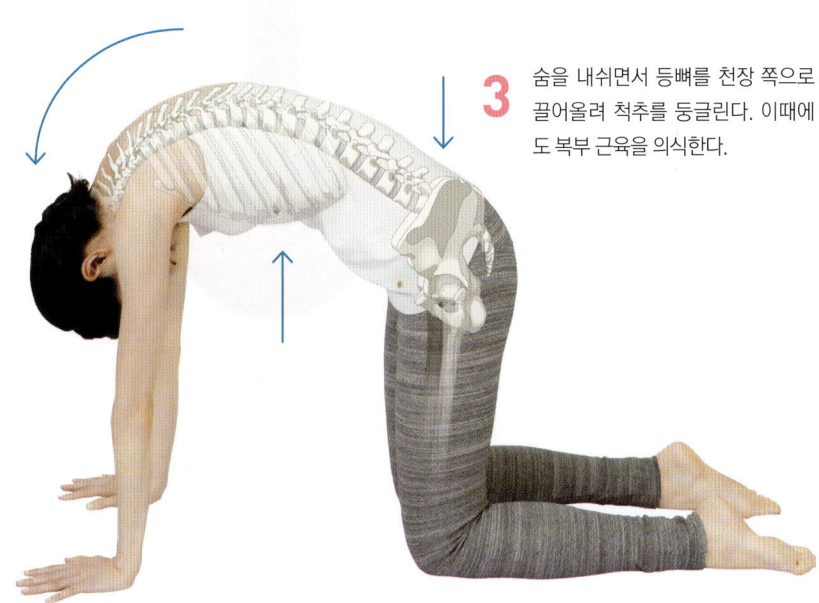

3 숨을 내쉬면서 등뼈를 천장 쪽으로 끌어올려 척추를 둥글린다. 이때에도 복부 근육을 의식한다.

위장이 약한 사람 | 호흡이 얕은 사람

스트레스성 긴장을 풀어주는
복부·쇄골 마사지

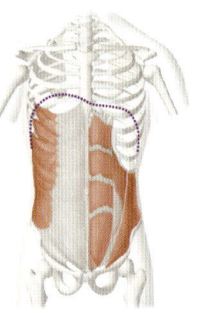

개선 포인트: 복직근, 복사근, 복횡근, 횡격막

여러 가지로 애를 써봐도 개선되지 않는 요통은 스트레스나 소화기계 이상에 의한 근육의 긴장이 원인일지도 모른다. 그럴 땐 마사지로 주물러서 풀어줄 필요가 있다.

복부 마사지

위를 보고 누운 다음 무릎을 세운다. 지압하기 쉽도록 양손을 모아 M자 모양을 만든다. 호흡에 맞추어 숨을 내쉴 때 누르면 무리 없이 깊은 부분까지 손가락이 들어간다. 5~10회 정도 실시하고, 컨디션이 좋으면 횟수를 조금 더 늘린다.

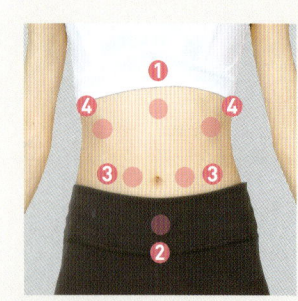

누르는 부위

❶ 배꼽에서 위로 엄지손가락 첫마디의 4개 정도 올라간 부분(배꼽과 명치의 중간쯤). ❷ 배꼽에서 아래로 3개 정도 내려간 부분. ❸ 배꼽에서 좌우로 2개 정도 옆 부분. ❹ 갈비뼈 아래를 따라간 부분.

마음 POINT

평소 초조한 마음이 강하면 복부 근육이 딱딱해질 수 있다. 스트레스로 위장이나 간장의 기능이 저하되었을 때는 갈비뼈 아래쪽이 긴장한다. 골고루 풀어주면 긴장된 마음도 함께 풀린다.

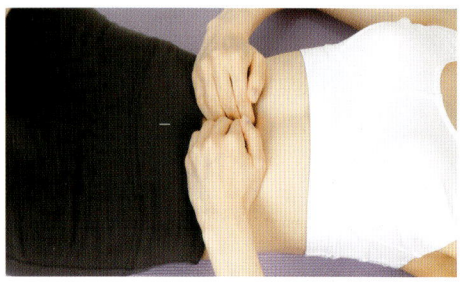

1 배꼽 위쪽을 양손의 손끝으로 누른다. 누르는 부위는 ❶참조.

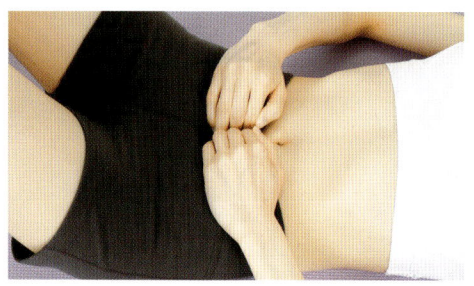

2 같은 방법으로 배꼽 아래쪽을 누른다. 누르는 부위는 ❷참조.

쇄골 아래 마사지

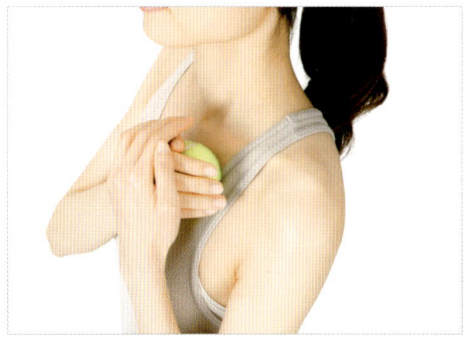

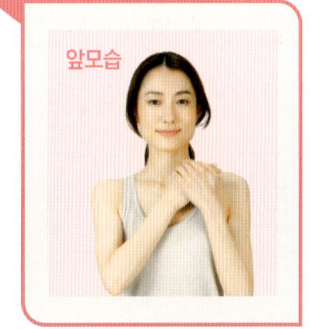
앞모습

쇄골 아래 살짝 봉긋한 부위에 테니스공을 댄다. 한 손으로 공을 잡고 다른 손을 포개어 공을 굴리듯이 마사지한다.

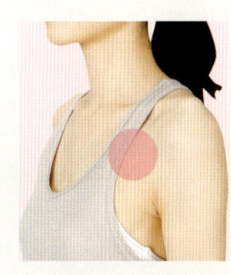

테니스공 대는 법
쇄골 아래에 있는 근육(소흉근과 대흉근)에 공을 댄다. 갈비뼈의 바깥쪽을 덮고 있다.

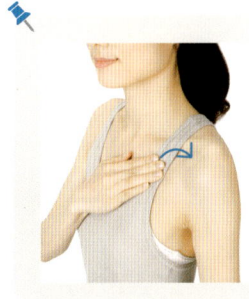

맨손으로 해도 된다
손끝을 대고 원을 그리듯이 문질러 풀어주면 좋다. 갈비뼈가 있으므로 너무 강하게 누르지 않도록 주의한다.

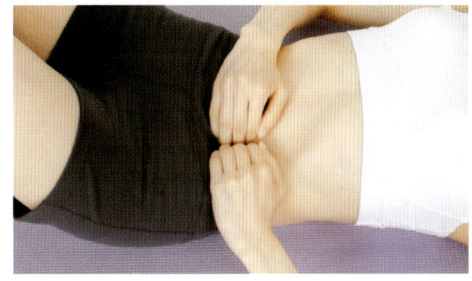

3 배꼽의 양옆을 손끝으로 누른다. 누르는 부위는 ❸참조.

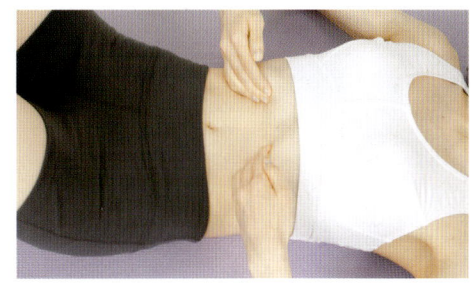

4 갈비뼈 아래에 손끝을 대고 손끝을 밀어 넣듯이 누른다. 누르는 부위는 ❹참조.

개선 포인트 | 허리뼈

허리가 굽은 사람 | 허리가 일자인 사람
허리뼈의 가동 범위를 넓히는
허리뼈 관절 가동술

허리뼈는 자연스러운 곡선을 그리고 매끄럽게 움직이는 것이 이상적이다.
일자가 된 허리뼈나 움직일 수 없게 된 허리뼈의 움직임을 조금씩 회복시키는 운동이다.

1 위를 보고 누운 다음 무릎을 세운다. 등과 바닥 사이에 단단하게 만 수건을 넣는다.

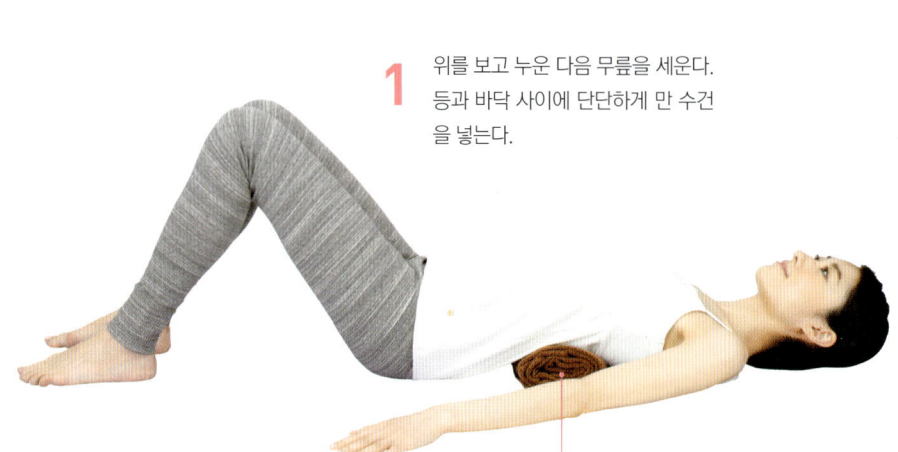

수건을 넣는 위치는 허리 위쪽이다.

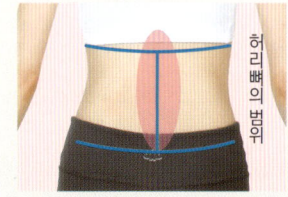

허리뼈의 범위

수건 대는 법
갈비뼈가 있는 부분이 등뼈이고 갈비뼈가 없는 부분부터 골반까지가 허리뼈이다. 수건이 등뼈 아랫부분과 허리뼈에 닿도록 한다.

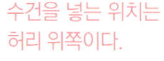

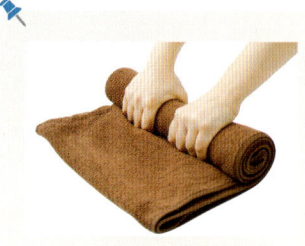

수건 마는 법
체중이 실리기 때문에 수건을 헐겁게 말면 풀어진다. 단단하게 말아 고정시켜야 한다. 수건 속에 신문지를 넣으면 더 단단하게 말 수 있다.

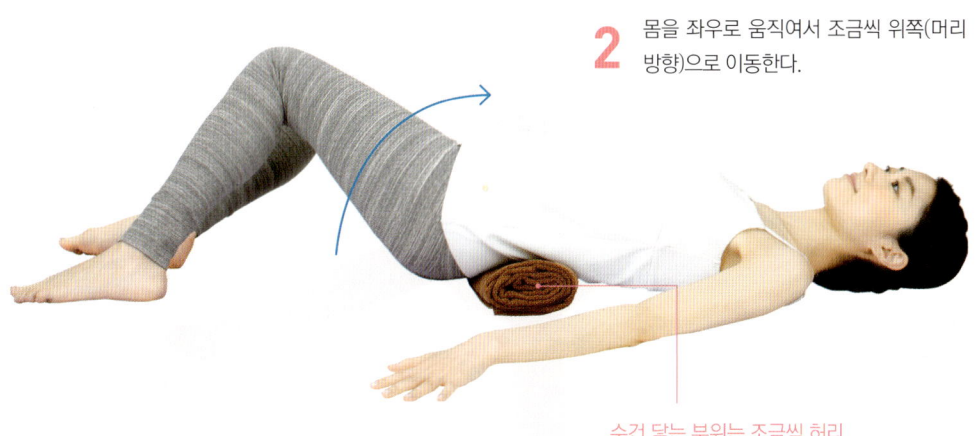

2 몸을 좌우로 움직여서 조금씩 위쪽(머리 방향)으로 이동한다.

수건 닿는 부위는 조금씩 허리 아래쪽으로 내려간다.

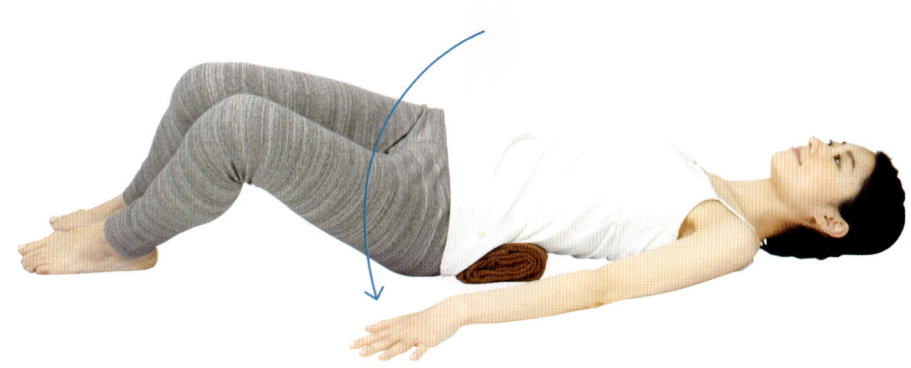

3 몸을 좌우로 움직여서 이동하고 수건이 골반 부분까지 오면 마친다. 이 동작을 1회로 하고, 3회를 1세트로 한다. 하루에 1세트 실시한다.

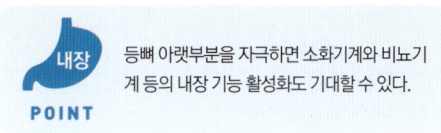

등뼈 아랫부분을 자극하면 소화기계와 비뇨기계 등의 내장 기능 활성화도 기대할 수 있다.

골반이 원인인 경우 요통 개선법

120~137쪽에서는 골반에 요통의 원인이 있는 사람을 위한 개선 방법을 소개한다.
테스트를 통해 골반 중에서도 특히 문제가 있는 곳을 파악한 후 운동법을 선택하자.

자신의 상태를 체크한다!

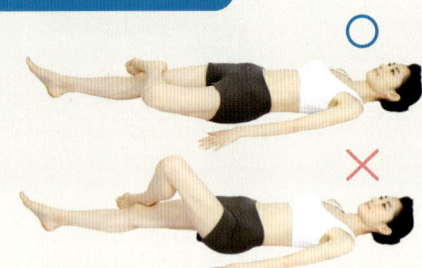

1 패트릭 검사
위를 보고 누운 다음 '4자'가 되도록 한쪽 다리를 구부려 다른 쪽 다리의 무릎 위에 올린다. 패트릭 검사에서 통증이 있거나 좌우 차가 심한 경우에는 정형외과 등 적절한 의료기관에서 검진받기를 추천한다.

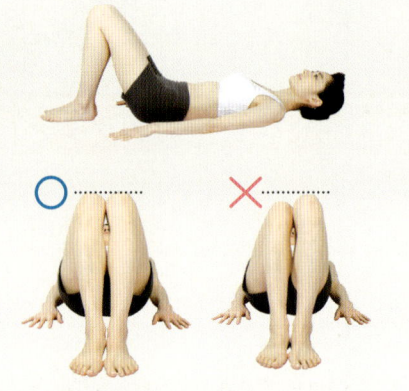

2 무릎 세우기 검사
위를 보고 눕는다. 발뒤꿈치를 가지런히 모은 다음 양 무릎을 세워 서로 차이가 나는지 확인한다. 다른 사람에게 봐달라고 해도 좋다.

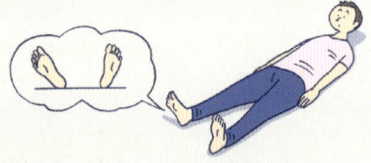

3 고관절이 열리는지 확인하기
위를 보고 눕는다. 엉덩이를 들어 올린 다음 다리를 천천히 내리면서 뻗는다. 무릎과 발끝이 열리는 상태를 비교한다.

4 한 발로 서기
한 발로 서서 균형을 잘 잡을 수 있는지 확인한다. 넘어지지 않도록 벽에 손을 짚고 한다.

1에서 통증이 있거나 한쪽이 극단적으로 굽혀지지 않으면 의료기관을 찾아 검진받기를 추천한다.

2에서 무릎 높이가 다를 경우 선천적인 질환이 없다면 고관절 주변 근육의 좌우 대칭이 맞지 않을 수 있다.

3에서 어느 한쪽으로 기울어지는 경우 고관절이나 장요근 등의 좌우 대칭이 맞지 않을 수 있다.

4에서 자세가 무너지는 사람은 엉덩이 근육에 문제가 있을 수 있다.

방법 1
골반의 좌우 비대칭을 개선한다

골반과 무릎 사이에는 큰 근육이 많이 있다. 나쁜 자세나 근육의 쇠퇴 등으로 이 부위의 좌우 대칭이 맞지 않으면 골반이 변형되어 허리에 통증을 일으킬 수 있다. 이를 개선하려면 스트레칭과 마사지를 병행하는 게 효과적이다.

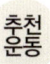 **추천운동**

햄스트링 스트레칭 & 마사지 → **p.124**
중둔근·소둔근 스트레칭 & 마사지 → **p.126**
대둔근·이상근 스트레칭 & 마사지 → **p.128**
대퇴근막장근 마사지 → **p.130**
장경인대 마사지 → **p.131**
장요근 스트레칭 & 마사지 → **p.132**
모음근 스트레칭 & 마사지 → **p.134**
넙다리네갈래근 스트레칭 & 마사지 → **p.136**

 스트레칭과 마사지의 차이

스트레칭은 정기적으로 해도 상관없지만, 마사지는 통증이 심할 때의 대처법으로 활용하는 편이 좋다. 마사지할 때 너무 세게 누르면 통증이 심해질 수도 있으므로 주의해야 한다.

방법 2
엉치엉덩관절을 움직인다

요통에 크게 영향을 주는 부위가 '엉치엉덩관절'과 '고관절'이다. 두 관절의 문제는 골반 변형으로 이어지므로 조정하는 일이 중요하다. 단, 고관절은 함부로 움직이면 손상될 가능성이 있으므로 주의해야 한다. 살살 움직이는 것이 요령이다.

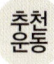 **추천운동** 엉치엉덩관절·고관절 운동 → **p.120**

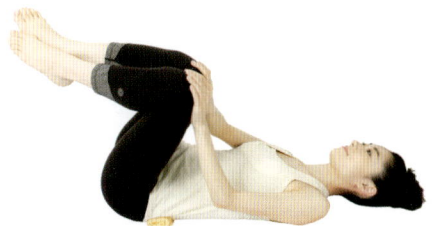

방법 3
내장 기능을 활성화한다

내장의 이상도 허리를 아프게 하는 원인 중 하나다. 골반 장기에 의해 주변 근육이 영향을 받는 경우가 있다. 한 발 들기는 장요근이나 햄스트링 같은 근육이 활성화되므로 장 기능 개선 효과도 기대할 수 있다.

 추천운동 한 발 들기 → **p.122**

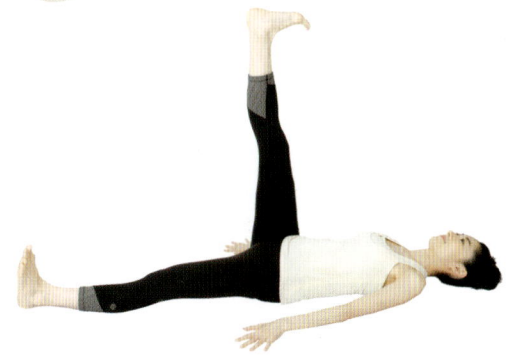

앉을 때 습관적으로 다리를 꼬는 사람

엉치뼈 움직임을 개선하는
엉치엉덩관절·고관절 운동

엉치엉덩관절, 고관절

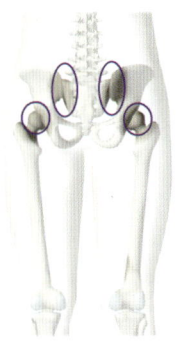

골반과 척추를 잇는 엉치엉덩관절과 골반과 다리를 잇는 고관절의 움직임을 부드럽게 하는 운동이다. 체중을 잘 이용해 실시한다.

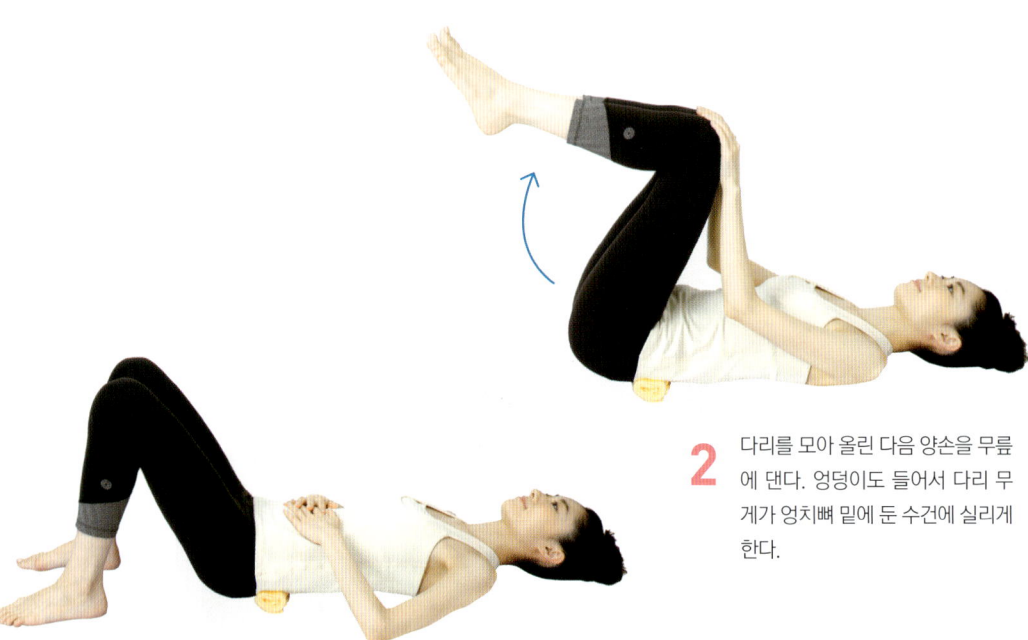

1 위를 보고 누운 후 무릎을 세운다. 엉치뼈 밑에 돌돌 만 얼굴 수건을 넣는다.

2 다리를 모아 올린 다음 양손을 무릎에 댄다. 엉덩이도 들어서 다리 무게가 엉치뼈 밑에 둔 수건에 실리게 한다.

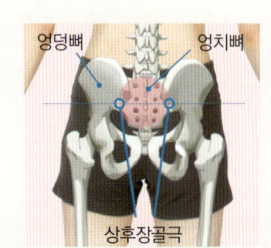

수건 대는 법
엉치뼈는 허리뼈 아래에 위치하여 엉치엉덩관절을 통해 엉덩뼈라는 골반의 뼈와 연결된다. ○로 표시한 상후장골극의 돌출 부분을 연결하는 라인에 수건을 대면 좋다.

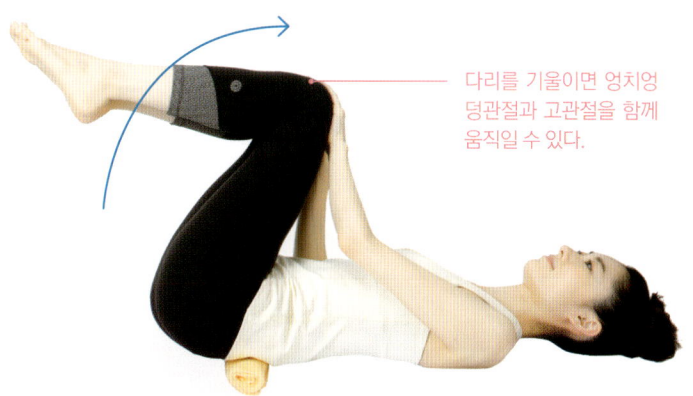

다리를 기울이면 엉치엉 덩관절과 고관절을 함께 움직일 수 있다.

3 모은 두 다리를 오른쪽으로 쓰러지지 않을 만큼만 천천히 기울였다가 원래의 자세로 돌아온다.

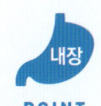 **내장 POINT** 부교감신경의 기능이 활성화되기 때문에 배변이나 호르몬 불균형의 개선을 기대할 수 있다.

4 같은 방법으로 왼쪽으로 기울였다가 다시 돌아온다. 좌우 10회 반복한다.

 마음 POINT 엉치뼈는 머리의 뒤통수뼈와 경막으로 이어져 있다. 경막 안쪽을 흐르는 뇌척수액의 순환이 좋아지면 마음이 편안해진다.

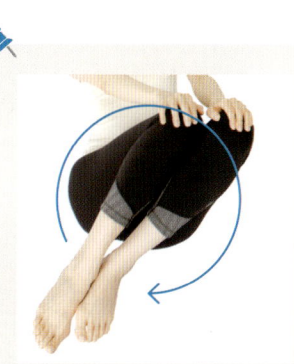

변형
올린 다리를 좌우로 기울이지 말고 가지런히 모아서 원을 그리듯이 돌려도 좋다. 왼쪽으로 5회, 오른쪽으로 5회 돌린다.

보폭이 좁은 사람
허벅지 뒤를 유연하게 하는
한 발 들기

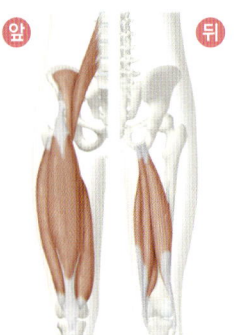

개선 포인트: 햄스트링, 장요근, 넙다리네갈래근

허벅지 뒤쪽에 있는 햄스트링은 골반을 지지하는 큰 근육이다.
천천히 늘이면 딱딱하게 굳은 근육이 유연성을 되찾는다.

 마음 POINT
햄스트링은 부정적인 감정의 영향을 잘 받는다고 알려져 있기 때문에 평소에 스트레칭을 해두면 좋다. 또한 자율신경의 영향을 받기 쉬운 장요근(특히 대요근)과의 관계도 깊다.

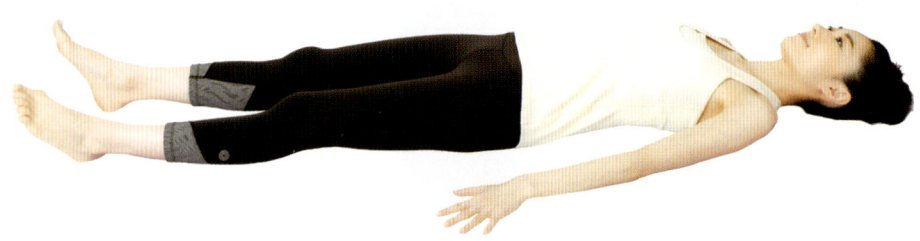

1 위를 보고 눕는다. 양팔은 가볍게 열어서 바닥에 놓는다.

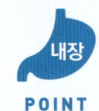 내장 POINT
햄스트링과 서혜부를 자극하면 하복부가 자극되어 배변 촉진 효과도 기대할 수 있다.

뒤꿈치를 위로 쭉 내밀면
햄스트링이 잘 늘어난다.

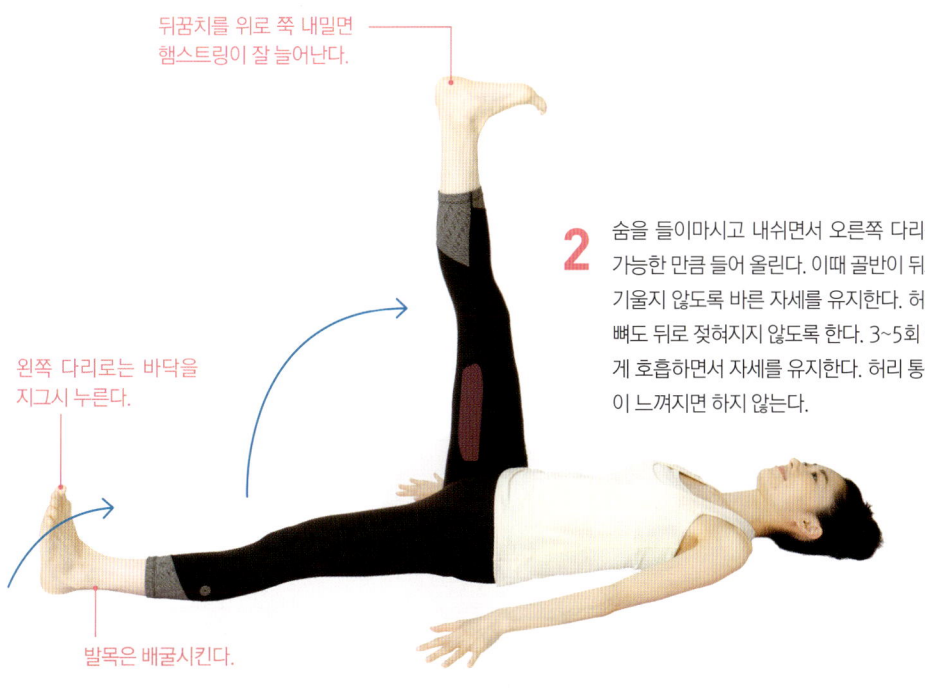

왼쪽 다리로는 바닥을
지그시 누른다.

발목은 배굴시킨다.

2 숨을 들이마시고 내쉬면서 오른쪽 다리를 가능한 만큼 들어 올린다. 이때 골반이 뒤로 기울지 않도록 바른 자세를 유지한다. 허리뼈도 뒤로 젖혀지지 않도록 한다. 3~5회 깊게 호흡하면서 자세를 유지한다. 허리 통증이 느껴지면 하지 않는다.

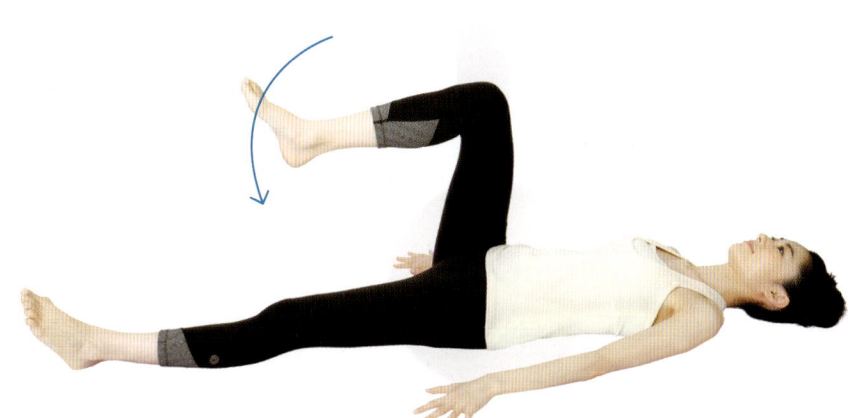

3 무릎을 굽히고 다리를 천천히 내린다. 한쪽을 2회 실시하고 반대쪽도 실시한다. 이 동작을 1세트로 하여 하루에 2세트 실시한다.

앉아서 오래 일하는 사람
골반을 안정시키는
햄스트링 스트레칭 & 마사지

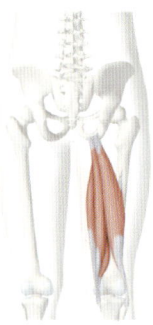

개선 포인트 — 햄스트링

햄스트링이 단축되면 골반이 뒤로 기울어져 요통의 원인이 된다. 의자나 공을 활용하면 효과적으로 근육의 긴장을 풀 수 있다.

의자에서 하는 스트레칭

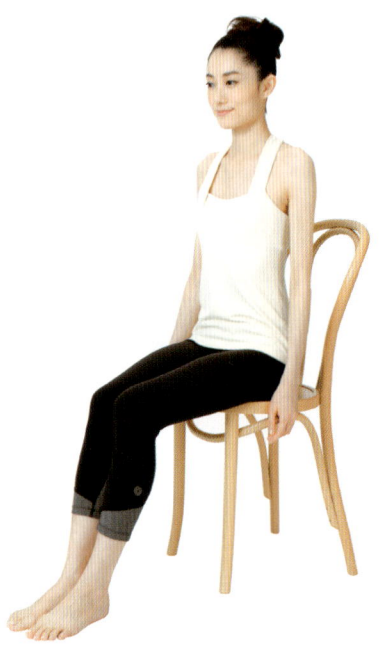

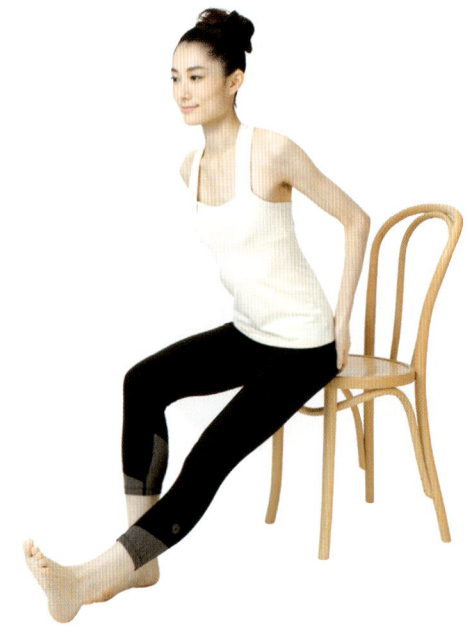

1 의자가 밀리지 않도록 벽 앞에 의자를 두고 앉는다. 턱은 가볍게 당기고 등은 곧게 펴서 허리뼈가 가볍게 앞쪽으로 곡선을 그리도록 한다.

2 앉는 위치를 앞으로 이동하여 왼쪽 다리를 뻗는다. 이때 궁둥뼈(골반 아랫부분)의 튀어나온 부분이 의자의 왼쪽 가장자리에 걸쳐지도록 한다. 의자에서 미끄러지지 않도록 중심을 잘 잡는다.

테니스공을 이용한 마사지

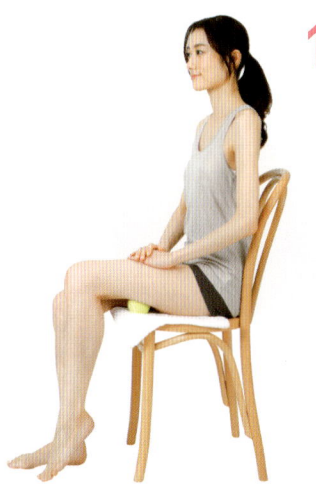

1 의자에 앉아 허벅지 밑에 공을 넣는다. 햄스트링이 뭉친 경우에는 뭉친 부위에 공을 댄다.

마음 POINT 햄스트링은 부정적인 감정의 영향을 잘 받는다고 알려져 있으므로 평소에 틈틈이 풀어두자.

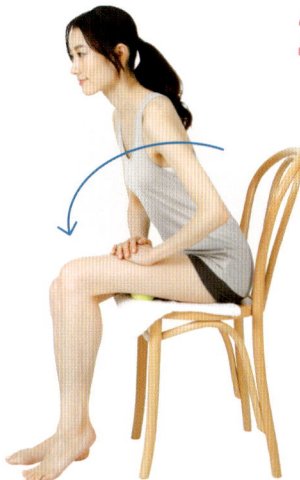

2 허벅지 위에 양손을 올리고 상체를 앞으로 기울이면서 체중을 실어 누른다. 햄스트링이 시원해지는 느낌이 들 정도로 압력을 가한다. 3~5회 호흡하면서 자세를 유지한다.

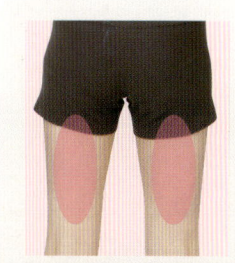

테니스공 대는 법
햄스트링의 뭉친 부위를 찾아서 테니스공을 댄다.

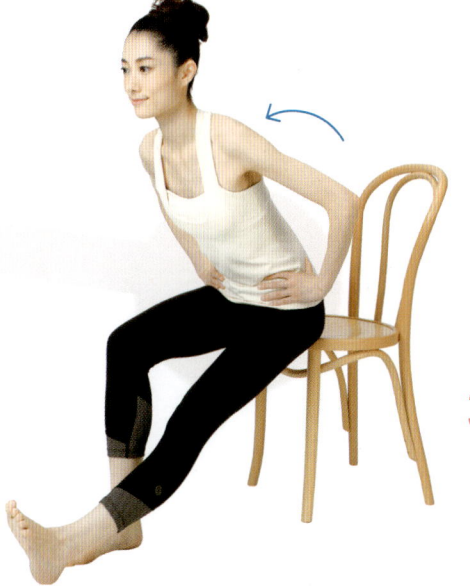

3 골반에 손을 대고 등을 곧게 편 상태로 상체를 앞으로 기울인다. 궁둥뼈를 움직이지 않도록 고정하면 스트레칭 효과가 높아진다. 무리해서 늘이지 않도록 주의하고, 3~5회 호흡을 1세트로 하여 2세트 실시한다.

가만히 앉아 있기 힘든 사람
고관절 기능을 높이는
중둔근·소둔근 스트레칭 & 마사지

 중둔근, 소둔근

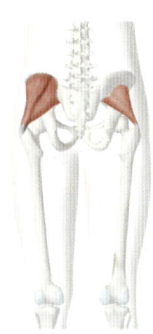

고관절의 움직임에 관계하는 엉덩이 근육인 중둔근과 소둔근의 긴장을 풀어주는 운동이다. 골반이 안정되고 보행 시 다리의 움직임이 부드러워진다.

의자에서 하는 스트레칭

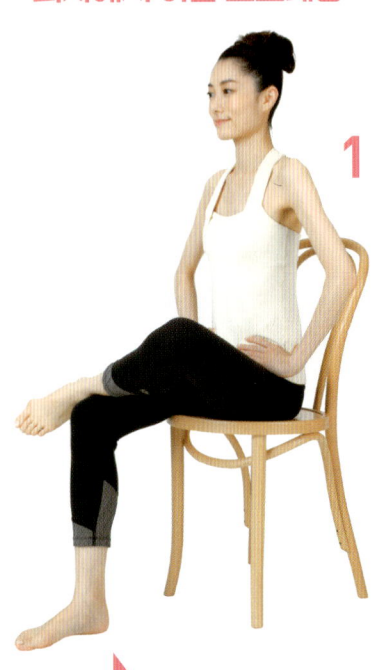

1 의자에 앉아서 왼쪽 발목을 오른쪽 무릎 위에 올린다. 등은 곧게 펴고 양손은 골반을 짚는다.

앞모습 올린 다리의 발목이 반대쪽 다리의 무릎에 놓이도록 한다.

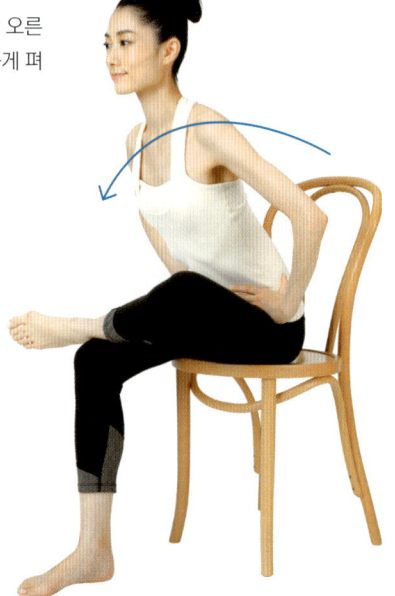

2 등이 굽어지지 않도록 주의하며 몸을 앞으로 기울인다. 3~5회 호흡하면서 엉덩이 근육을 스트레칭한다. 반대쪽도 실시한다. 목욕으로 몸을 따뜻하게 한 후 스트레칭을 하면 더 효과적이다.

테니스공을 이용한 마사지

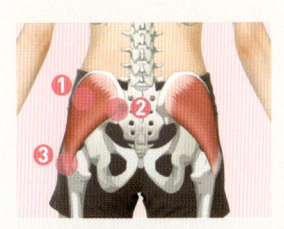

테니스공 대는 법
골반 주변의 튀어나온 세 부분(❶상전장골극, ❷상후장골극, ❸대전자)에 댄다. 이 중에서 통증이 있거나 결리는 부위에 공을 댄다.

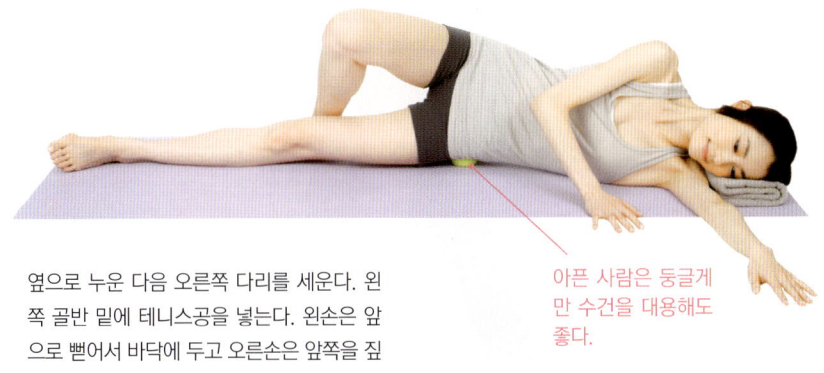

1 옆으로 누운 다음 오른쪽 다리를 세운다. 왼쪽 골반 밑에 테니스공을 넣는다. 왼손은 앞으로 뻗어서 바닥에 두고 오른손은 앞쪽을 짚는다.

아픈 사람은 둥글게 만 수건을 대용해도 좋다.

2 오른쪽 다리를 앞쪽으로 기울여 체중을 테니스공에 싣는다. 시원하다고 느낄 정도의 압력을 가하면서 3~5회 호흡한다. 반대쪽도 실시한다.

마음 POINT 중둔근이 딱딱해진 사람은 보행 문제로 스트레스를 받는 경우가 있으므로 이곳을 풀어주면 심신의 스트레스가 개선될 수 있다.

골반 주변이 아픈 사람

골반 통증을 없애주는
대둔근·이상근 스트레칭 & 마사지

개선 포인트: 대둔근, 이상근

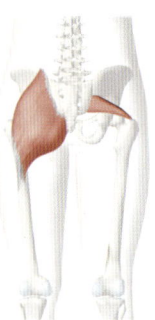

골반을 안정시키고 엉덩이 근육을 풀어줄 수 있다.
앉아서 장시간 근무하는 사람이나 앉으면 통증이 심해지는 사람에게 효과적이다.

의자에서 하는 스트레칭

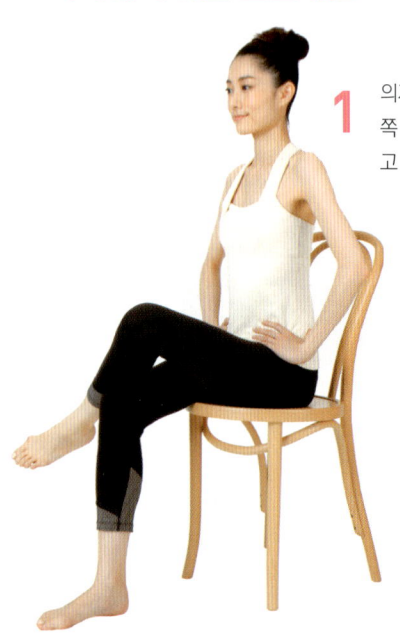

1 의자에 앉아서 왼쪽 장딴지를 오른쪽 무릎 위에 올린다. 등은 곧게 펴고 양손은 골반을 짚는다.

앞모습
126쪽의 스트레칭과 달리, 장딴지가 반대쪽 다리의 무릎 위에 놓이도록 한다.

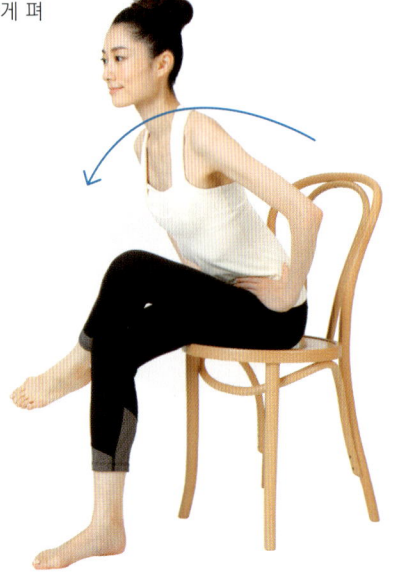

2 등이 굽어지지 않도록 주의하며 몸을 앞으로 기울인다. 3~5회 호흡하면서 엉덩이 근육을 스트레칭한다. 반대쪽도 실시한다. 목욕으로 몸을 따뜻하게 한 다음 스트레칭을 하면 더 효과적이다.

누워서 하는 스트레칭

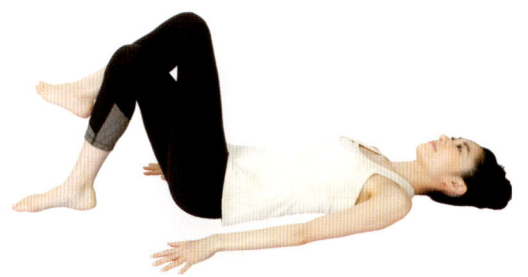
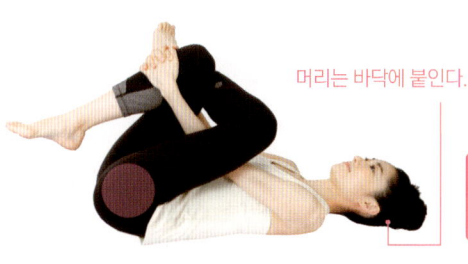

머리는 바닥에 붙인다.

1 위를 보고 누운 다음 무릎을 세운다. 왼쪽 다리의 장딴지를 오른쪽 무릎 위에 걸친다.

2 양손으로 오른쪽 무릎 아래를 잡고 가슴 쪽으로 당기면서 왼쪽 엉덩이 근육을 스트레칭한다. 허리가 구부러지지 않도록 주의하면서 3~5회 호흡한다. 반대쪽도 실시한다.

테니스공을 이용한 마사지

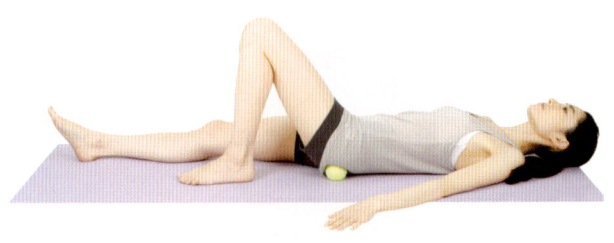
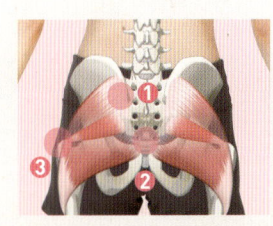

테니스공 대는 법
골반 주변의 튀어나온 세 부분(❶ 상후장골극, ❷ 엉치뼈 끝, ❸ 대전자)에 공을 댄다. 이 중에서 통증이 있거나 근육이 결리는 곳에 공을 댄다.

1 위를 보고 누운 다음 왼쪽 무릎을 세운다. 엉치뼈 바깥쪽에서 약간 아랫부분에 공을 넣는다. 통증이 있다면 테니스공 대신 손수건을 매듭지어서 사용한다.

2 천천히 다리를 뻗어서 공이 닿는 부분을 마사지한다. 근처에 좌골신경이 있으니 너무 강하게 하지 않는다. 통증이나 뻐근한 느낌이 있을 때 실시한다.

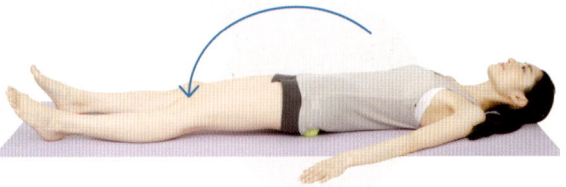

아침에 허리가 아픈 사람
골반 균형을 맞추는
대퇴근막장근 마사지

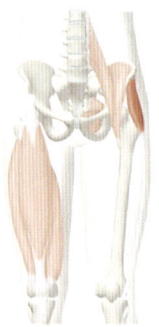

개선 포인트 대퇴근막장근

대퇴근막장근은 허리 옆에 있는 작은 근육이다. 골반의 움직임에 관계하는 다른 근육과 균형을 맞추고 고관절의 움직임에도 영향을 준다.

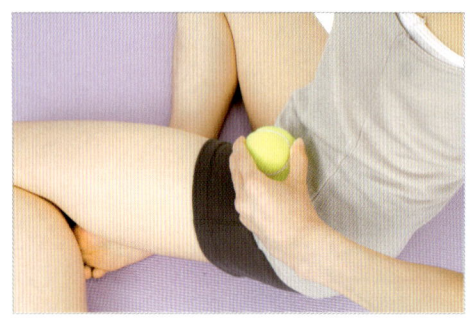

1 다리를 옆으로 하고 앉아서 골반 옆 근육에 테니스 공을 댄다.

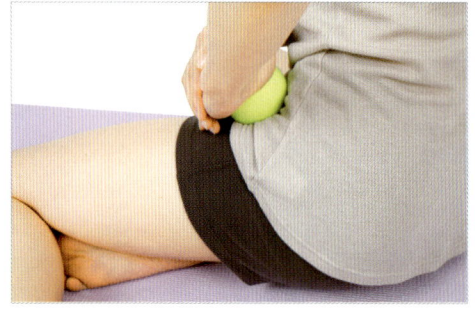

2 공을 양손으로 누르듯이 마사지한다. 매일 하지 말고 통증이나 결림을 느낄 때 마사지한다.

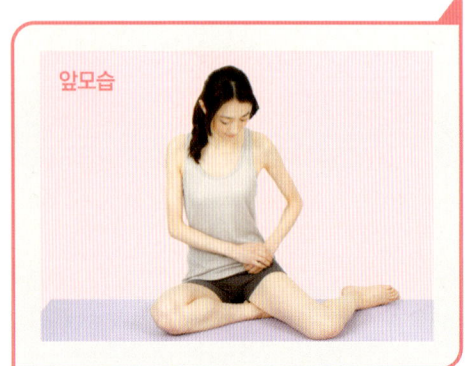

앞모습

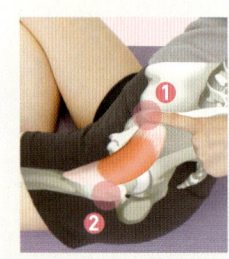

테니스공 대는 법
손가락이 가리키는 골반뼈가 튀어나온 부분(❶상전장골극)과 서혜부 바깥쪽에 있는 대전자(❷)의 중간 부분에 공을 댄다.

마음 POINT
대장의 기능과 관계가 깊은 근육이다. 정신적인 스트레스로 장이 영향을 받아 근육이 아픈 경우가 있다. 또 소화기계가 약한 사람은 아침에 통증을 느끼기 쉽다. 식사에 주의하고 마음도 함께 살피면 좋다.

몸의 측면이 굳은 사람
요통을 예방하는
장경인대 마사지

개선 포인트 장경인대

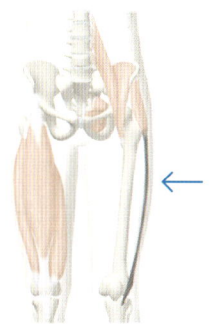

장경인대는 대퇴근막장근과 대둔근에서 이어져 허벅지 바깥쪽을 지나는 긴 인대이다. 이곳이 굳고 뻣뻣해지면 요통을 유발하기 쉬우므로 주의한다.

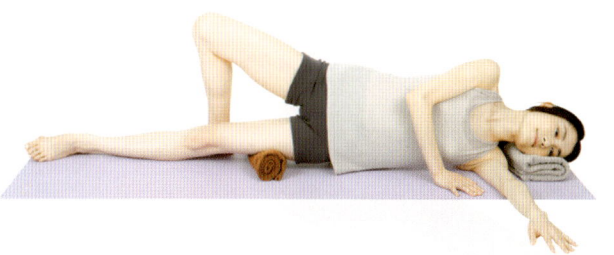

1 옆으로 누운 다음 오른쪽 무릎을 세운다. 왼쪽 허벅지 밑에 둥글게 만 수건을 넣는다. 왼팔은 앞으로 뻗어서 바닥에 대고 오른손은 앞쪽을 짚는다.

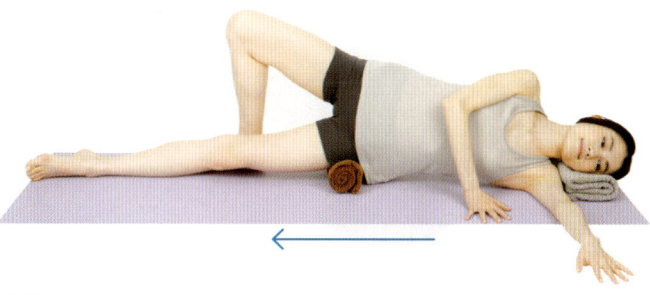

2 왼쪽 허벅지 바깥쪽을 수건의 위아래로 조금씩 이동하면서 마사지한다. 통증이나 결림이 있을 때 실시한다.

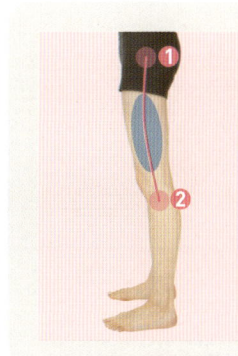

수건 대는 법

장경인대는 위로는 대둔근, 대퇴근막장근과 이어지고 아래로는 정강이뼈와 이어져 있다. 서혜부 바깥쪽에 뼈가 튀어나온 부분(❶대전자)과 정강이뼈 바깥쪽의 뼈가 튀어나온 부분(❷)을 잇는 부위에 수건을 댄다.

서 있을 때 허리가 뻐근한 사람

허리뼈를 바르게 세우는
장요근 스트레칭 & 마사지

개선 포인트: 대요근, 장골근

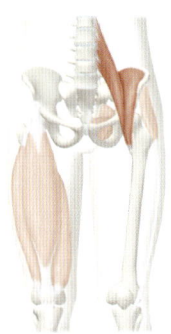

골반·허리뼈와 대퇴골을 잇는 장요근이 긴장하여 단축되면 골반이 앞으로 기울어 허리뼈가 앞으로 과하게 휘어진다. 장요근의 긴장을 풀어 골반을 바르게 유지한다.

무릎을 세우고 하는 스트레칭

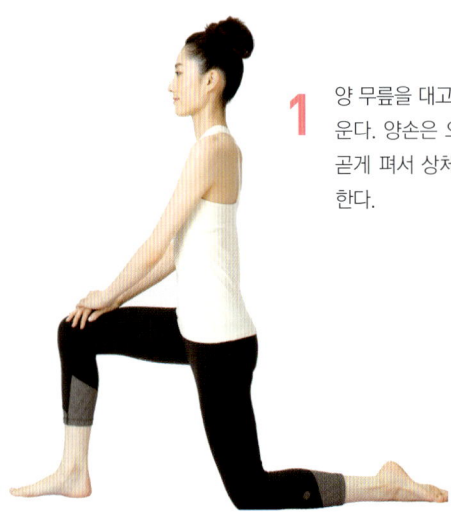

1 양 무릎을 대고 선 상태에서 오른쪽 무릎을 세운다. 양손은 오른쪽 무릎 위에 올린다. 등은 곧게 펴서 상체가 앞으로 구부러지지 않도록 한다.

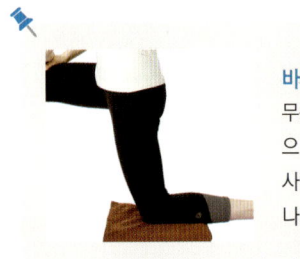

바닥에 수건을 깐다
무릎이 손상될 수 있으므로 무릎이 아픈 사람은 바닥에 수건이나 매트를 깔고 한다.

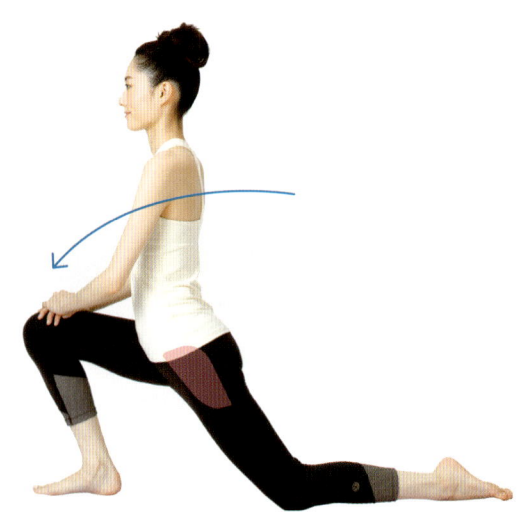

2 등을 곧게 세우고 무게중심을 천천히 앞으로 이동하여 왼쪽 장요근을 늘인다. 3~5회 호흡한다. 반대쪽도 실시한다.

테니스공을 이용한 마사지

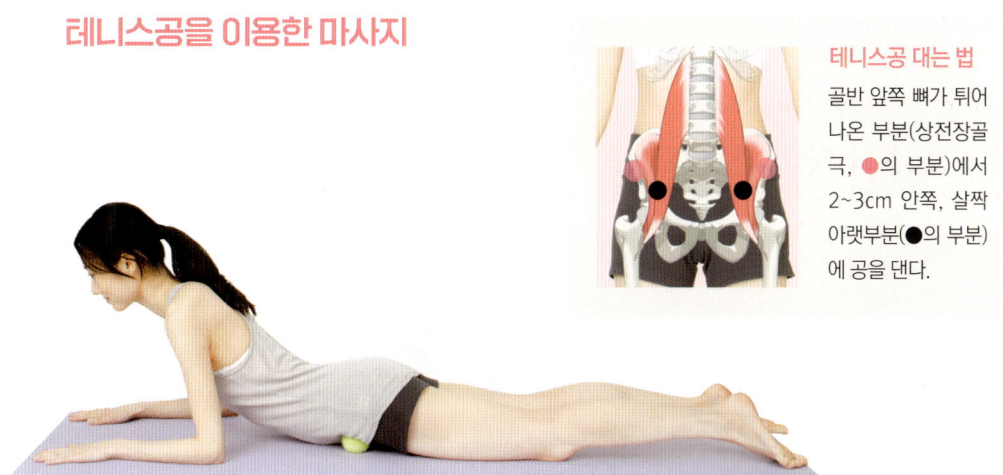

테니스공 대는 법
골반 앞쪽 뼈가 튀어나온 부분(상전장골극, ●의 부분)에서 2~3cm 안쪽, 살짝 아랫부분(●의 부분)에 공을 댄다.

1 엎드려서 왼쪽 골반뼈 안쪽에 공을 놓는다. 그 상태에서 상체를 일으킨다.

마음 POINT
장요근(특히 대요근)은 자율신경과 관계가 깊어서 스트레스를 받으면 딱딱해지기 쉽다.

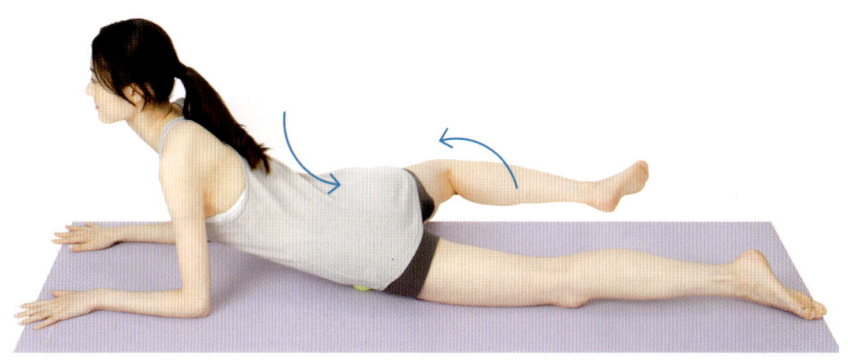

2 오른쪽 다리를 바닥에 대고 구부려서 바깥쪽으로 연다. 통증이 느껴질 정도로 강하게 하지 않는다. 반대쪽도 실시한다.

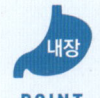
내장 POINT
장요근은 비뇨기계, 생식기계, 소화기계의 영향을 받는다. 긴장을 풀어주면 컨디션 향상과 배변 기능 개선도 기대할 수 있다.

고관절이 아픈 사람

고관절 통증에 효과적인
모음근 스트레칭 & 마사지

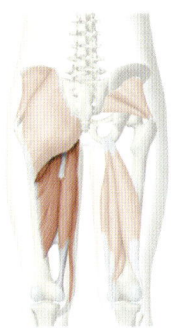

개선 포인트: 모음근

허벅지에 있는 모음근은 골반 안정에 관계한다. 두덩뼈·궁둥뼈와 대퇴골을 잇기 때문에 고관절이나 서혜부가 아픈 사람은 모음근이 굳어 있을 가능성이 있다. 중둔근(p.126)과 함께 풀어주면 좋다.

서서 하는 스트레칭

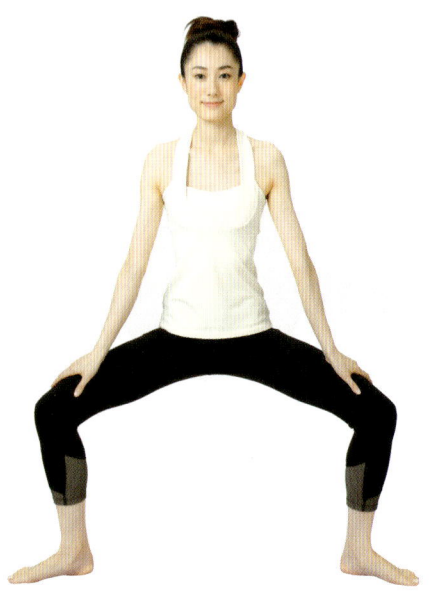

1 다리를 넓게 벌리고 발끝은 바깥을 향하게 한다. 허리를 숙여 양손으로 무릎 약간 위쪽을 짚는다.

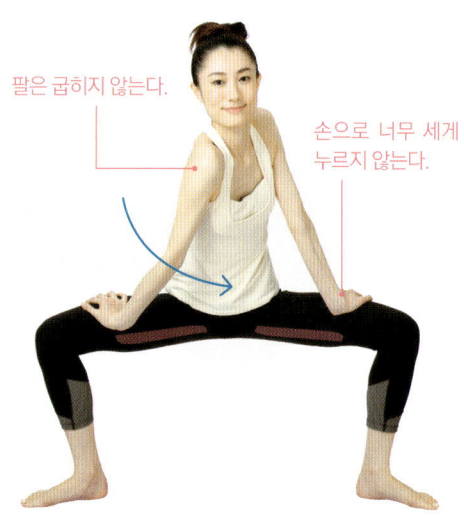

팔은 굽히지 않는다.

손으로 너무 세게 누르지 않는다.

2 오른쪽 어깨를 안쪽으로 내밈과 동시에 오른손으로 다리를 바깥쪽으로 열듯이 밀어낸다. 3~5회 호흡하면서 스트레칭한다. 반대쪽도 실시한다.

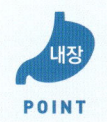

내장 POINT

모음근은 생식기나 비뇨기와 관계가 있어서 이 장기들의 기능도 개선될 수 있다.

테니스공을 이용한 마사지

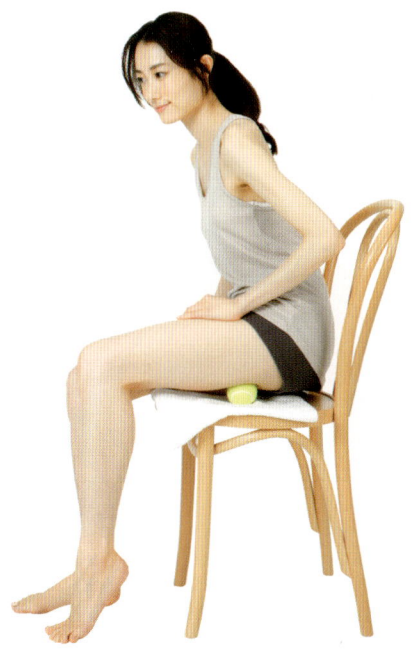

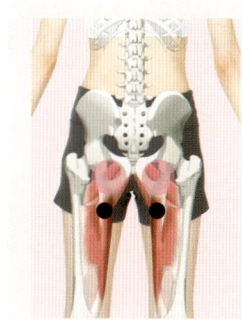

테니스공 대는 법

모음근은 궁둥뼈에서 대퇴골 안쪽으로 이어져 있다. 엉덩이 아래 골반뼈가 튀어나온 부분(좌골결절, ●의 부분)을 찾아 그 약간 아래쪽(●의 부분)에 공을 댄다.

1 의자에 앉아서 궁둥뼈의 튀어나온 부분 밑에 공을 넣는다.

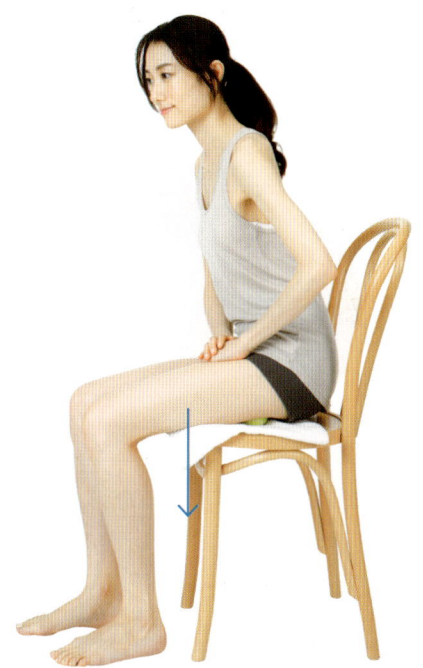

2 체중을 실어 공으로 근육에 압박을 가한다.

허리 곡선이 지나치게 휘어진 사람
골반 틀어짐을 바로잡는 넙다리네갈래근 스트레칭 & 마사지

개선 포인트 넙다리네갈래근 (대퇴직근)

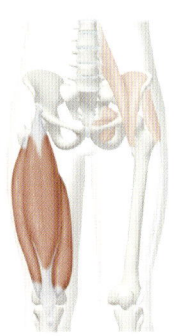

허벅지 앞쪽 근육인 넙다리네갈래근이 딱딱하게 단축되면 골반 앞쪽이 당겨져서 골반이 앞으로 기운다. 근육을 잘 풀어서 정상적인 상태로 되돌린다.

누워서 하는 스트레칭

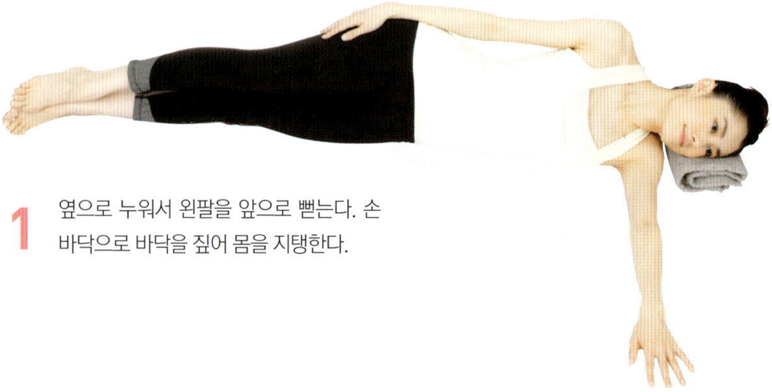

1 옆으로 누워서 왼팔을 앞으로 뻗는다. 손바닥으로 바닥을 짚어 몸을 지탱한다.

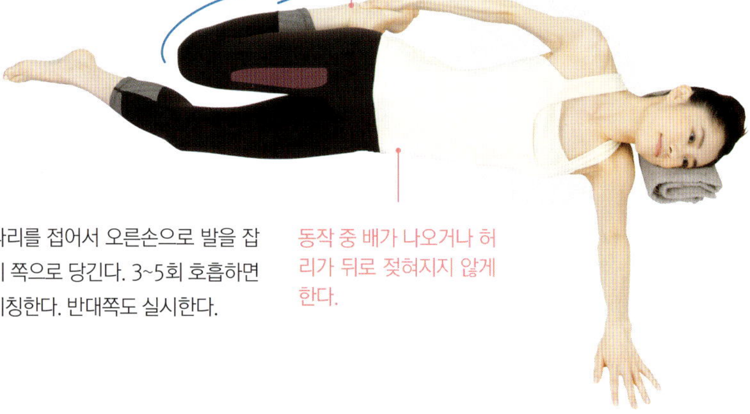

발이 안 잡히는 사람은 수건이나 밴드를 발목에 감아서 한다.

2 오른쪽 다리를 접어서 오른손으로 발을 잡고 엉덩이 쪽으로 당긴다. 3~5회 호흡하면서 스트레칭한다. 반대쪽도 실시한다.

동작 중 배가 나오거나 허리가 뒤로 젖혀지지 않게 한다.

수건을 이용한 마사지

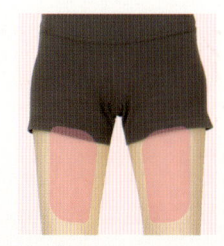

수건 대는 법

허벅지 앞쪽에 있는 큰 근육이 넙다리네갈래근이다. 서혜부에서 무릎 사이를 마사지한다.

 마음 POINT

동양의학의 경락※에서 소화기계 상태가 잘 나타나는 위경과 관련이 있는 근육이다. 자주 우울해하고 무기력한 상태에 빠진 사람은 허벅지 앞쪽이 단축되기 쉬우므로 꾸준히 스트레칭한다.

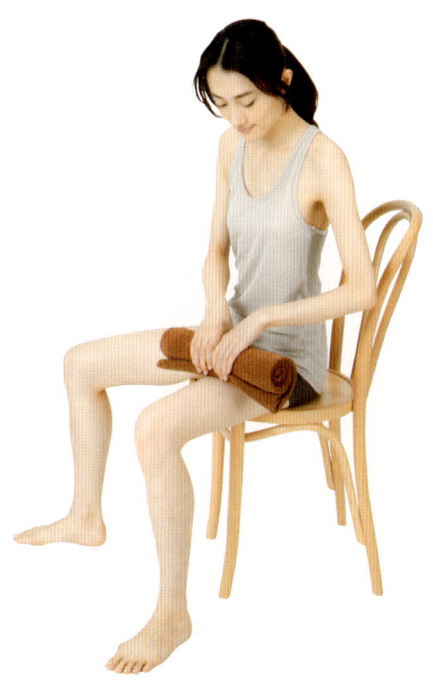

1 의자에 앉은 다음 허벅지 위에 단단하게 만 수건을 놓는다.

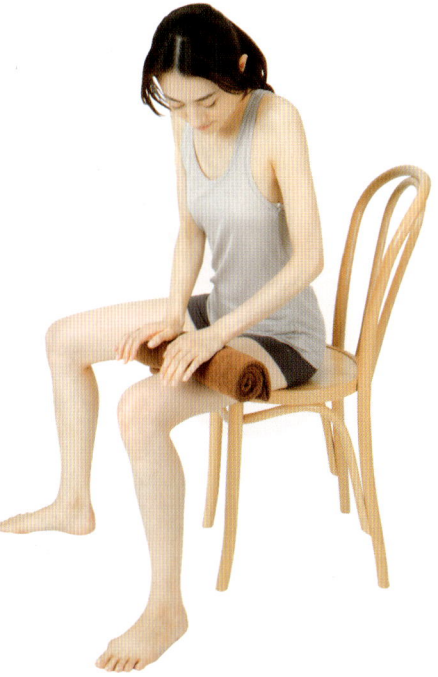

2 양손으로 수건을 누르듯이 굴려서 허벅지를 마사지한다.

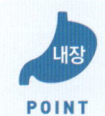 **내장 POINT**

위장 기능과 관련이 깊기 때문에 소화불량이나 식욕부진일 때 이 근육의 스트레칭과 마사지를 추천한다.

※ 동양의학 이론 중 하나인 경락을 알아두면 좀 더 효과적으로 마사지할 수 있다. 자세한 사항은 5장 참조.

발이 원인인 경우 요통 개선법

140~152쪽에서는 발에 요통의 원인이 있는 사람을 위한 개선 방법을 소개한다. 테스트를 통해 발 중에서도 특히 문제가 있는 곳을 파악한 후 운동법을 선택하자.

자신의 상태를 체크한다!

1 발바닥 체크하기
바닥에 앉아서 양 발바닥을 맞댄다. 바닥에 앉기 힘든 사람은 의자에 앉아서 한다.

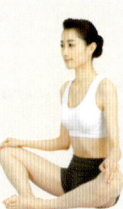

2 무릎 굽히기 체크
양손을 벽에 대고 무릎을 천천히 굽힌다. 아래 사진을 보고 양 무릎과 발목이 구부러지는 상태를 확인한다.

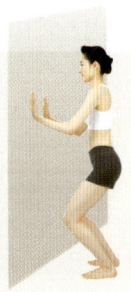

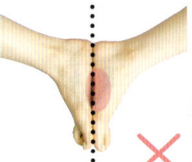

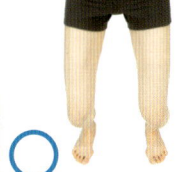 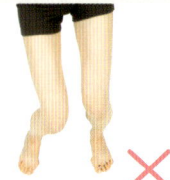

3 발가락 가위바위보
발가락을 가위바위보 하듯이 오므렸다가 펴는 동작을 반복한다. 자세한 방법은 151쪽 참조.

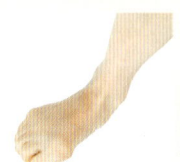 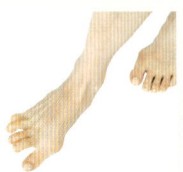

4 외반·내반/배굴·저굴
발목을 바깥쪽이나 안쪽으로 젖혀보고(외반·내반), 발끝을 올리거나 내려본다(배굴·저굴).

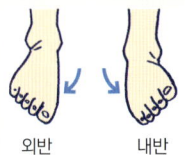 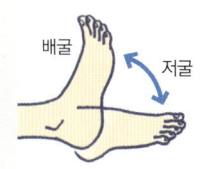
외반　내반

1에서 좌우 대칭이 맞지 않는 사람이나 3을 하기 힘든 사람은 발바닥 아치에 문제가 있다.

2에서 좌우 대칭이 맞지 않는 경우 관절 문제나 다리 근육의 긴장을 생각할 수 있다.

4에서 외반이 힘든 사람은 비골근, 배굴이 힘든 사람은 비복근이나 가자미근이 긴장됐을 가능성이 있다.

방법 1

발 근육의 긴장을 풀어준다

발 근육이 긴장하거나 좌우 대칭이 맞지 않으면 그 뒤틀림이 골반이나 허리뼈로 이어져 요통을 부른다. 따라서 스트레칭과 마사지로 근육의 긴장을 풀어주어야 한다. 다만, 마사지할 때는 너무 강하게 주무르지 않도록 주의한다. 발은 내장의 피로가 나타나기 쉬운 부위이기 때문에 이곳의 긴장을 풀면 내장 기능도 개선된다.

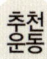
추천운동

- 비복근 스트레칭 & 마사지 → p.142
- 가자미근 스트레칭 & 마사지 → p.144
- 전경골근 마사지 → p.146
- 장비골근 마사지 → p.148

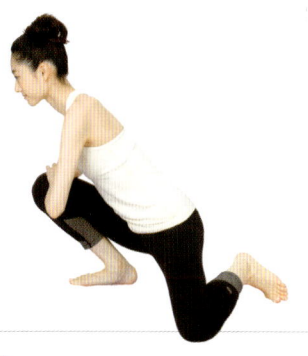
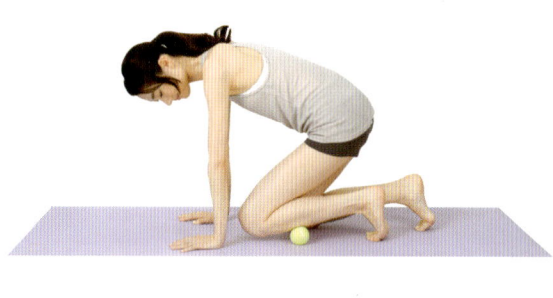

방법 2

발바닥 아치를 개선한다

발바닥의 아치가 너무 높거나 너무 낮으면 지면에서 받는 힘을 분산하지 못해 허리에 부담이 된다. 발바닥 근육을 강화하거나 긴장을 풀어서 자신에게 맞는 아치와 감각을 찾아야 한다.

추천운동

- 발바닥 마사지 → p.140
- 발가락 가위바위보 → p.151

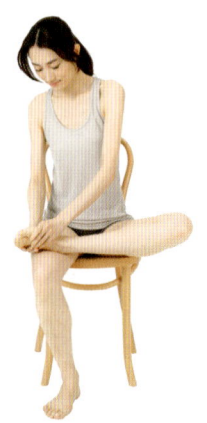

방법 3

관절의 움직임을 회복한다

발바닥의 아치가 제대로 기능해도 발목이 잘 움직이지 않으면 힘이 뒤틀려서 위로 전달된다. 발끝이 올라가지 않거나 잘 넘어지는 사람은 발목이 굳어 움직이기 어려워졌을 가능성이 있다. 발목 관절 운동법을 따라 해보자.

추천운동

- 발목 관절 돌리기 → p.150
- 발목 누르기 → p.152

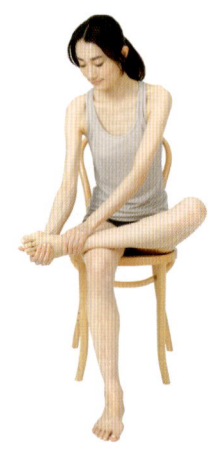

발가락을 힘껏 구부리면 아픈 사람
걷기가 편안해지는
발바닥 마사지

개선 포인트 — 발바닥 근육

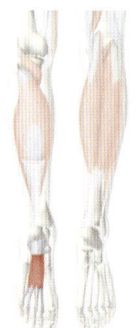

발바닥 근육이 단축되면 발 아치에 이상이 생겨서 보행에 관계하는 발바닥 감각에도 영향을 준다. 잘 주물러 풀어줌으로써 몸의 토대를 다진다.

손으로 하는 마사지

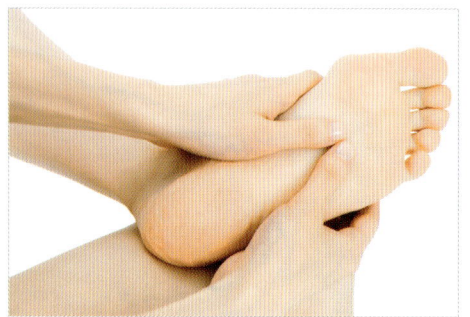

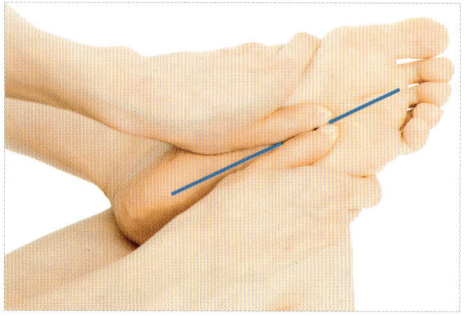

1 의자에 앉아서 왼쪽 발목을 오른쪽 허벅지 위에 올린다. 발바닥 중심 부분에 양손의 엄지를 댄다.

2 발바닥 한가운데(중앙의 선)를 나누듯이 손목을 돌려서 압력을 가한다. 시원하다고 느낄 정도의 압력으로 30~90초 정도 마사지한다. 반대쪽도 실시한다.

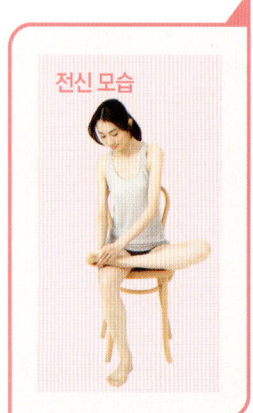

전신 모습

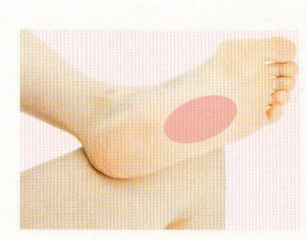

주무르는 부위

발바닥 근육 중에서 가장 표층에 있는 단지굴근은 엄지발가락을 제외한 네 발가락을 구부릴 때 수축하는 근육이다. 발바닥 중심에서 약간 뒤꿈치 쪽을 눌러서 마사지할 수 있다.

테니스공을 이용한 마사지

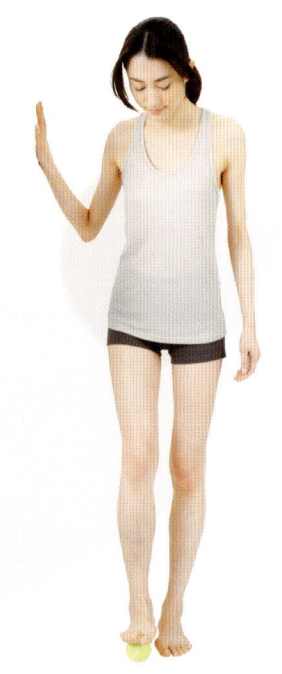

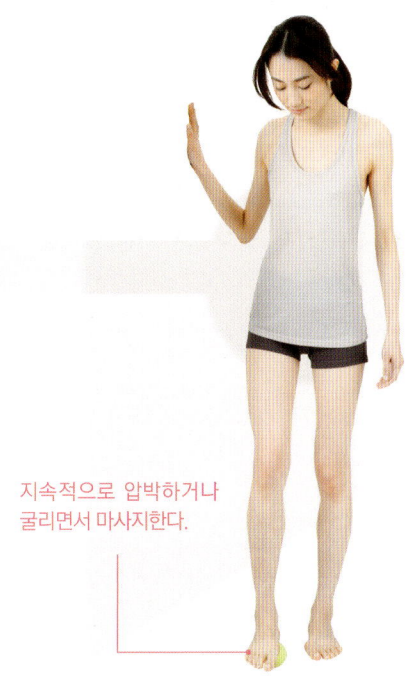

지속적으로 압박하거나 굴리면서 마사지한다.

1 한 손으로 벽을 짚고 선다. 공을 바닥에 놓고 그 위에 발을 얹는다. 공이 발바닥 중심에 오도록 한다.

2 공에 체중을 실어서 시원하다고 느끼는 강도로 30~90초 정도 마사지한다. 반대쪽도 실시한다.

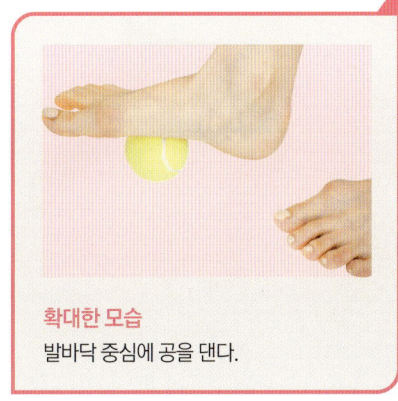

확대한 모습
발바닥 중심에 공을 댄다.

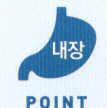

POINT 발바닥은 내장과 관계가 깊다. 동양의학에서 말하는 요통과 관계있는 경맥인 신경(p.167)의 시작 지점도 발바닥에 있다.

허리가 무겁고 아픈 사람
허리 통증에 효과적인
비복근 스트레칭 & 마사지

개선 포인트 비복근

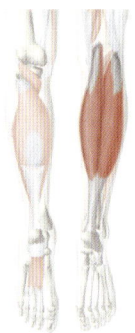

장딴지 근육인 비복근은 근막으로 허리와 이어져 있기 때문에 굳으면 요통의 원인이 된다. 틈틈이 자주 스트레칭을 해서 딱딱하게 굳은 비복근을 풀어주자.

벽을 이용한 스트레칭

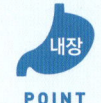
내장 POINT 비복근은 정맥혈 등 체액을 흐르게 하는 펌프 역할을 담당한다. 동양의학적으로는 경락을 통해 항문과 연결되어 있으므로 배변 기능 개선도 기대할 수 있다.

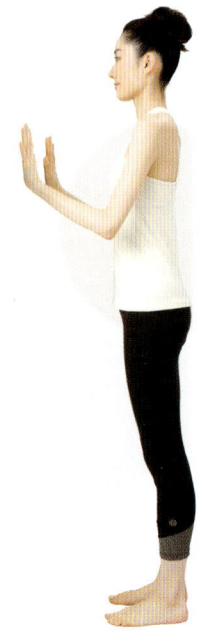

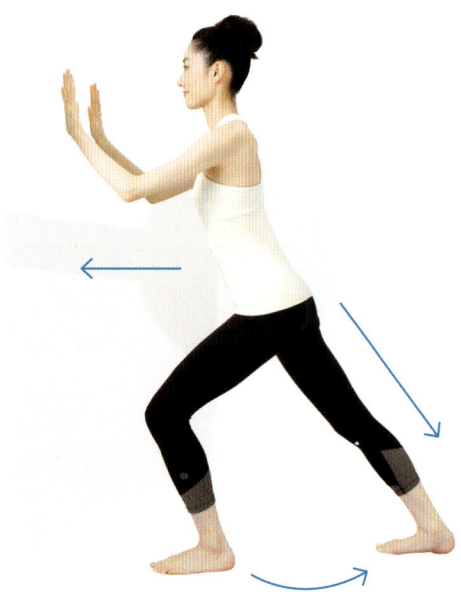

1 벽에서 한 걸음 떨어져 마주선 다음 양손을 벽에 댄다.

2 오른쪽 다리를 뒤로 뻗는다. 오른쪽 무릎을 쭉 펴고 발뒤꿈치로 바닥을 누르면 비복근이 잘 늘어난다. 3~5회 호흡하고, 반대쪽도 실시한다.

손으로 하는 마사지

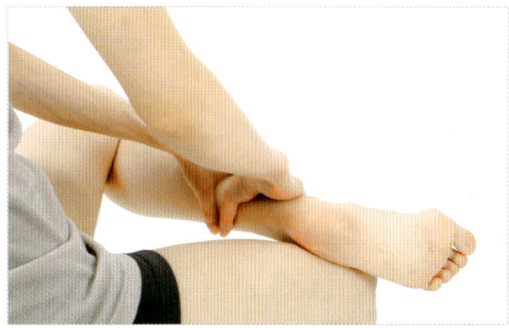

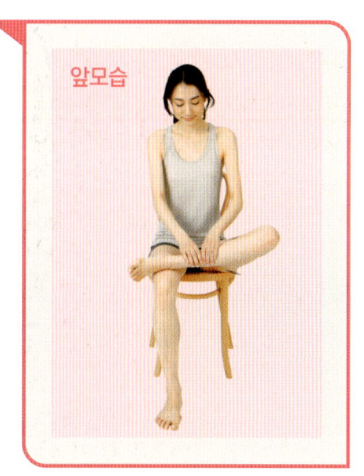
앞모습

1 의자에 앉아서 왼쪽 발목을 오른쪽 허벅지 위에 올린다. 장딴지를 양 손바닥 전체로 감싼다.

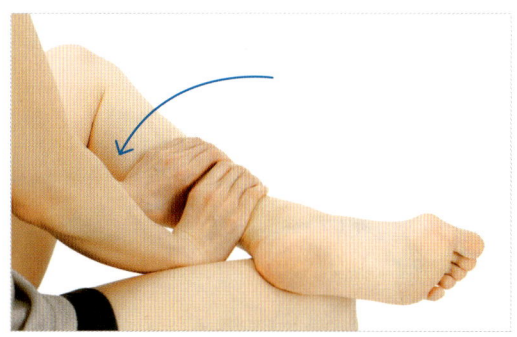

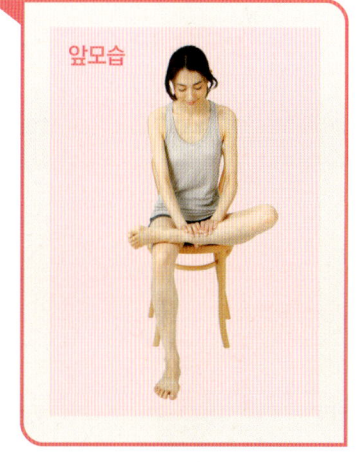
앞모습

2 손바닥 전체로 감싸듯이 잡고 몸쪽으로 돌리면서 지속적으로 압박을 가한다. 30~90초 정도 마사지한다. 반대쪽도 실시한다.

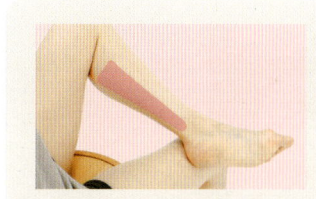

주무르는 부위
장딴지의 볼록 올라온 부분이 비복근이다.

양발의 배굴 정도가 다른 사람
요통을 예방하고 완화하는
가자미근 스트레칭 & 마사지

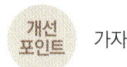

개선 포인트 가자미근

가자미근은 발목의 움직임에 관여하는 중요한 근육이다. 과도한 긴장은 보행에 지장을 주고 허벅지에서 허리로 연쇄작용이 일어나 요통을 불러일으킨다.

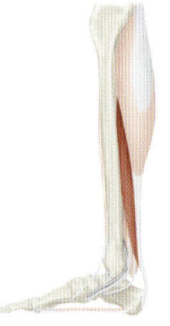

무릎을 세우고 하는 스트레칭

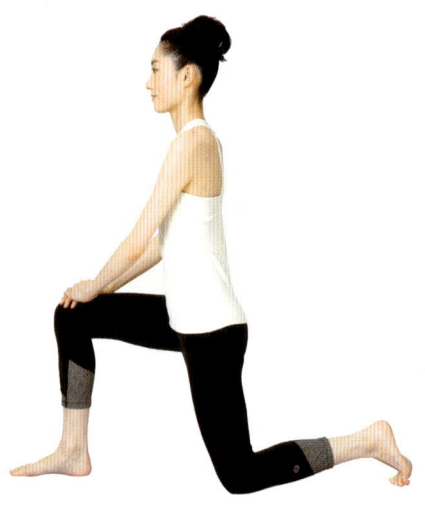

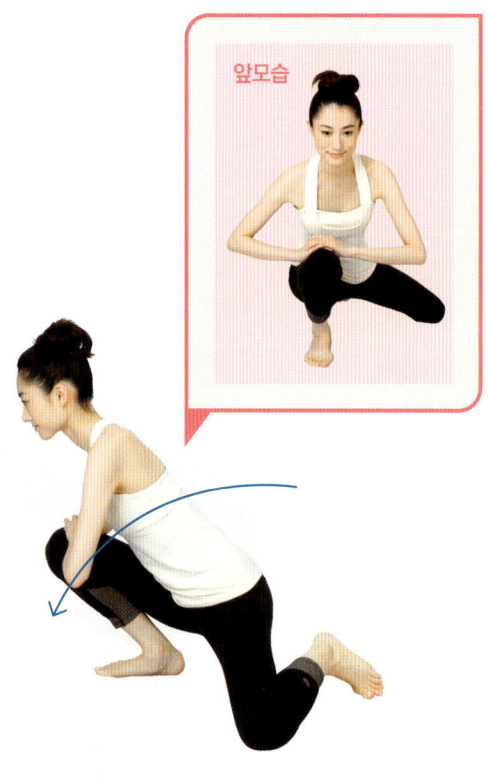

앞모습

1 양 무릎을 대고 선 상태에서 오른쪽 무릎을 세운다. 양손은 오른쪽 무릎을 짚는다.

2 오른쪽 다리에 체중을 실어 무릎을 앞쪽으로 이동시키면서 발을 배굴한다. 이때 오른쪽 발뒤꿈치가 따라 올라가지 않도록 한다. 3~5회 호흡하고, 반대쪽도 실시한다.

손으로 하는 마사지

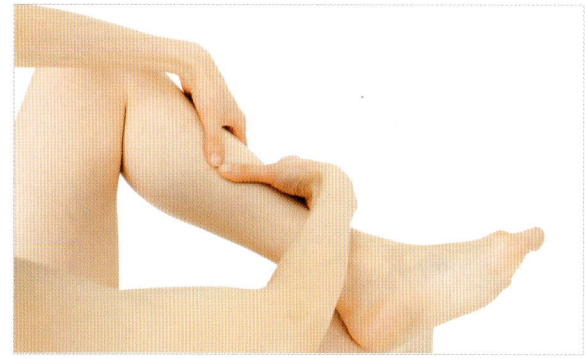

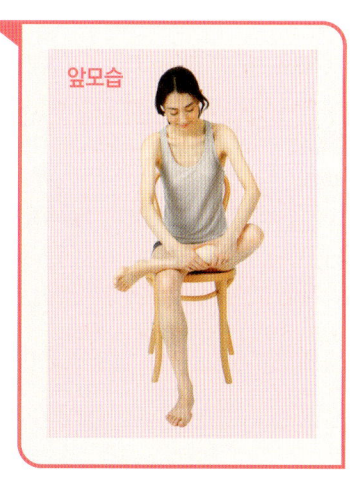
앞모습

1 의자에 앉아서 왼쪽 발목을 오른쪽 허벅지 위에 올린다. 장딴지에 양손의 엄지를 대고 나머지 손가락으로 다리 전체를 잡는다.

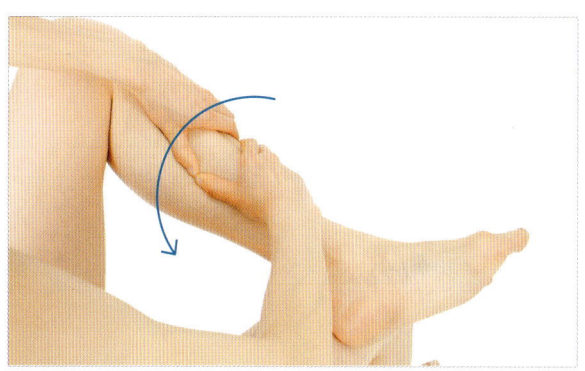

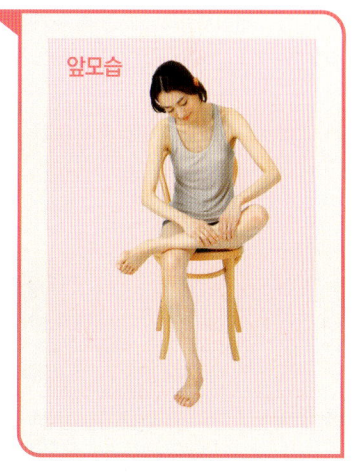
앞모습

2 장딴지에 엄지손가락을 대고 손목을 돌려 지속적으로 압박한다. 30~90초 정도 마사지한 후 반대쪽도 실시한다.

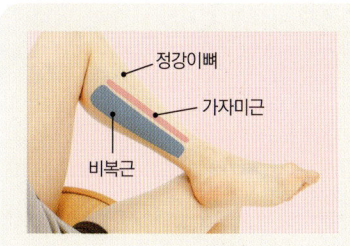
정강이뼈
가자미근
비복근

주무르는 부위
가자미근은 비복근 안쪽에 위치한 근육이다. 정강이뼈와 장딴지 사이에 손가락을 댄다.

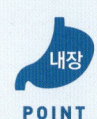
내장
POINT

가자미근은 정맥혈 등 체액을 되돌리는 펌프 역할을 맡고 있다. 경락에서 항문과 이어져 있어 치질 통증 개선이나 원활한 배변을 기대할 수 있다.

발목이 불안정한 사람
발과 내장 기능을 높이는
전경골근 마사지

개선 포인트 전경골근

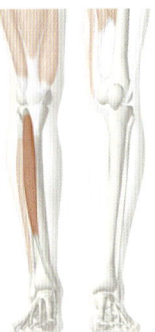

전경골근은 발가락을 올리는 동작을 할 때 사용되는 근육이다.
마사지를 하면 발이나 위의 상태가 좋아지는 효과를 기대할 수 있다.

손으로 하는 마사지

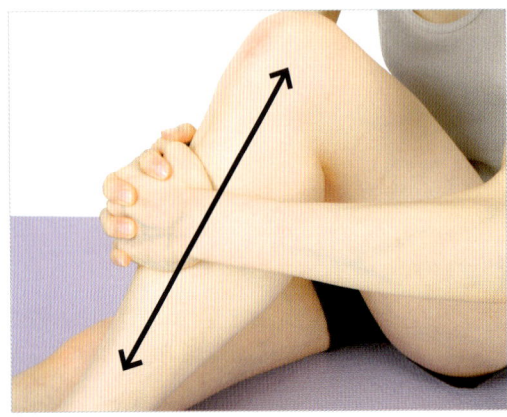

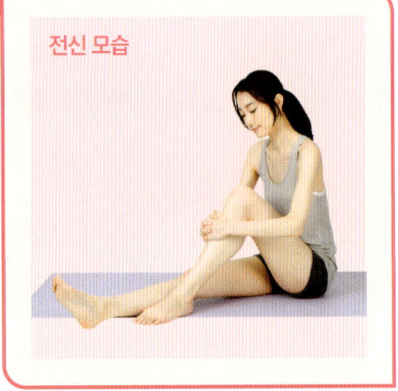

전신 모습

바닥에 앉아서 왼쪽 무릎을 세운다. 깍지 낀 양손을 왼쪽 정강이에 댄 다음 손바닥으로 근육에 압력을 가한다. 누르면서 위아래로 2회 왕복한다. 반대쪽도 실시한다.

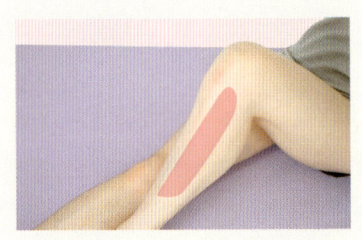

주무르는 부위

정강이뼈를 따라서 바깥쪽(새끼발가락 쪽)에 있는 근육이 전경골근이다. 위에서 아래까지 마사지한다.

테니스공을 이용한 마사지

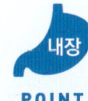
내장 POINT 경락이 지나가기 때문에 위장 기능에 관계하는 경혈이 있다. 위에 문제가 있는 경우 이 부위가 과민해지거나 압통이 있다.

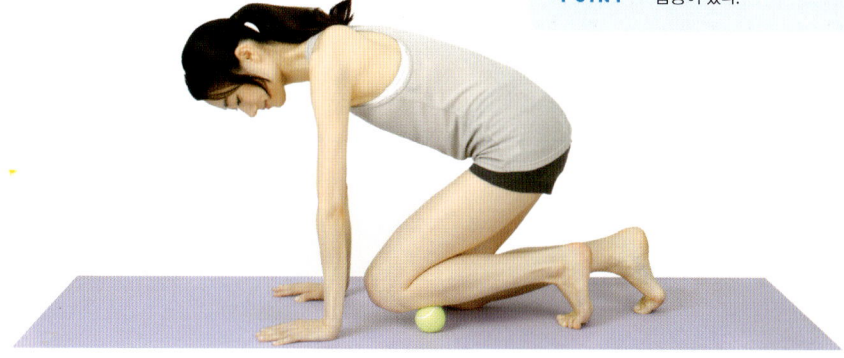

1 양손으로 바닥을 짚고 양 무릎을 바닥에 댄다. 왼쪽 정강이 밑에 공을 놓는다.

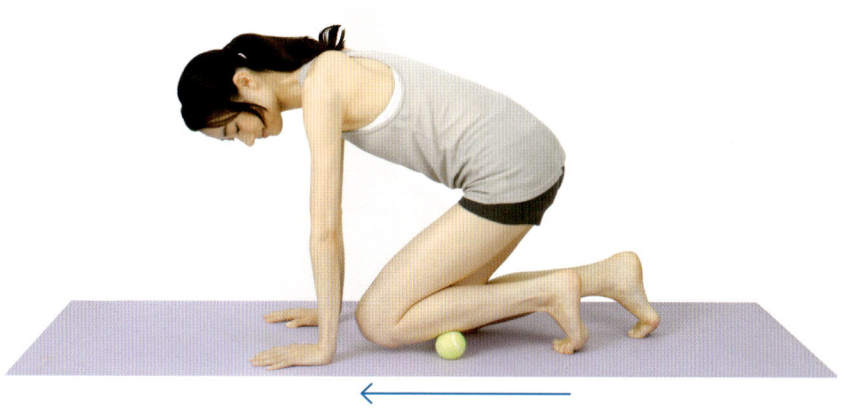

2 왼쪽 다리를 앞으로 움직여 정강이 근육을 압박한다. 2회 왕복하고, 반대쪽도 실시한다.

마음 POINT 동양의학에서는 위장 기능 저하가 기분의 저하로 이어진다고 말한다. 위장 기능이 좋아지면 기분 전환에 도움이 될 수 있다.

외반 동작이 힘든 사람
발목 움직임을 개선하는
장비골근 마사지

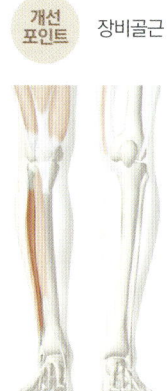

개선 포인트 — 장비골근

무릎과 발목 사이를 바깥쪽으로 지나는 장비골근. 과거에 습관적으로 인대를 손상했다면 발목 움직임이 나빠졌을 수 있다. 마사지를 통해 이를 개선하자.

손으로 하는 마사지

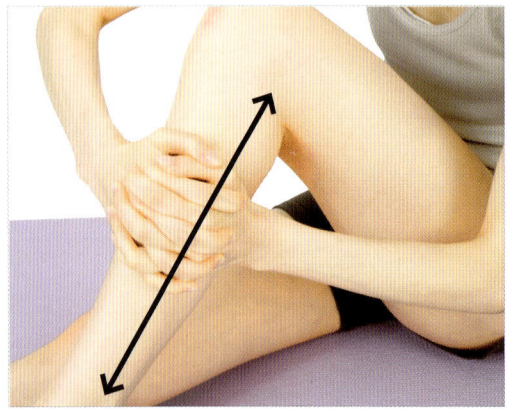

바닥에 앉아서 왼쪽 무릎을 세운다. 양손은 깍지 껴서 정강이 바깥쪽에 댄 다음 손목 부분으로 눌러서 근육을 압박한다. 누르면서 위아래로 2회 왕복하고, 반대쪽도 실시한다.

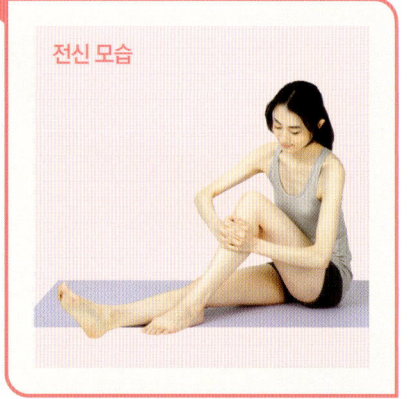

전신 모습

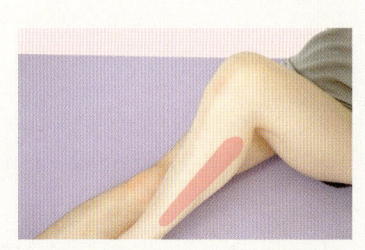

주무르는 부위
무릎 바깥쪽의 뼈가 나온 부분(비골두)에서 복사뼈 뒤쪽으로 이어지는 근육이 장비골근이다. 이 근육을 따라 마사지한다.

수건을 이용한 마사지

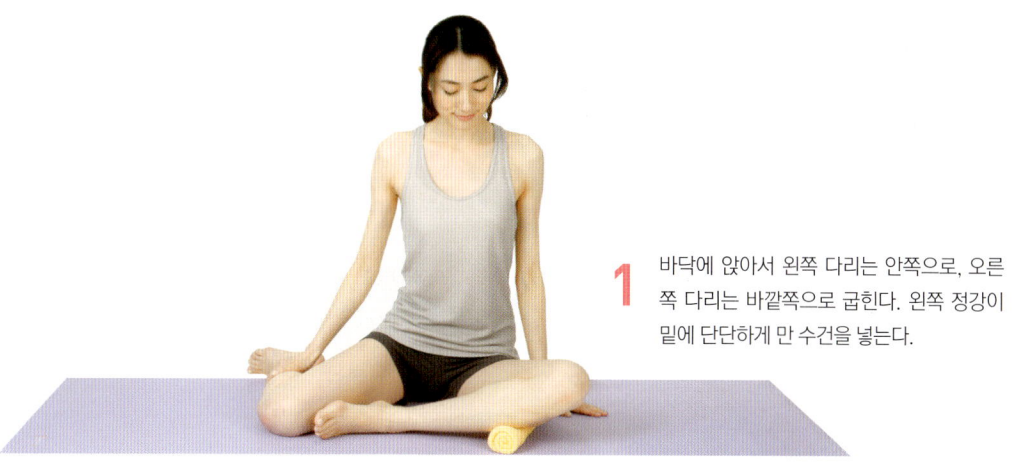

1 바닥에 앉아서 왼쪽 다리는 안쪽으로, 오른쪽 다리는 바깥쪽으로 굽힌다. 왼쪽 정강이 밑에 단단하게 만 수건을 넣는다.

 마음 POINT 동양의학적으로는 담경(p.167)이라는 경락이 지난다. 화나 불안한 감정과 관계가 있는 간경과 균형을 이루는 경락이어서 이러한 감정에도 관여한다.

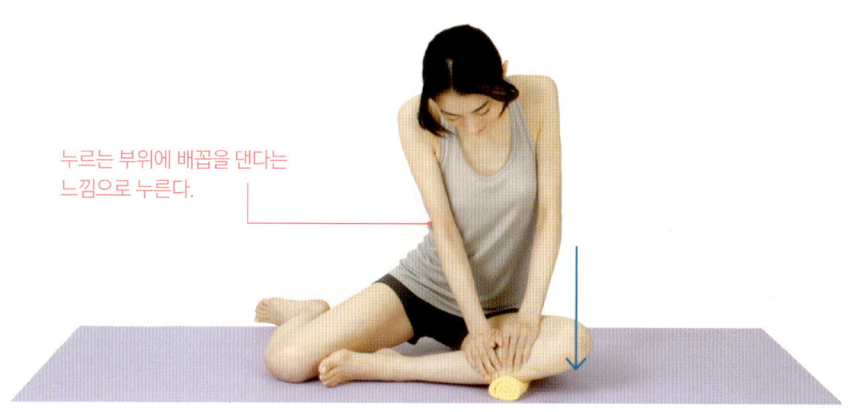

누르는 부위에 배꼽을 댄다는 느낌으로 누른다.

2 왼쪽 장딴지에 양손을 올리고 체중을 실어 누른다. 2회 왕복하고, 반대쪽도 실시한다.

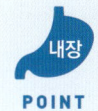 **내장 POINT** 경락이 지나고 담낭에 관계하는 경혈이 있다. 담낭에 문제가 있는 경우 경혈 부위가 과민해지거나 압통이 있다.

오래 서 있을 때 다리나 허리가 아픈 사람
발목의 가동 범위를 넓히는
발목 관절 돌리기

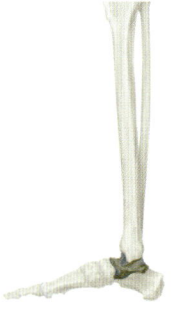

개선 포인트 　목말뼈

발목 관절의 움직임이 나빠지면 새 신발을 신거나 오래 서 있을 때 허리로 영향이 나타나 아플 때가 있다. 이 운동으로 발목 관절을 부드럽게 하고 요통을 예방하자.

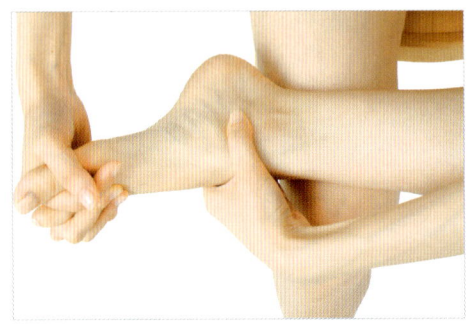

1 의자에 앉아서 왼쪽 발목을 오른쪽 허벅지 위에 올린다. 왼쪽 복사뼈 아래에 있는 목말뼈를 왼손으로 꽉 누르고 오른손의 손가락을 발가락 사이에 끼운다.

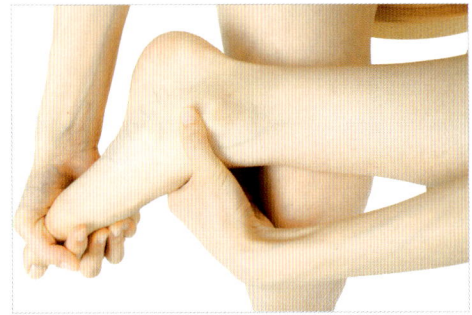

2 왼손으로 목말뼈를 움직이지 않게 하면서 오른손으로 왼발을 돌린다. 양방향으로 3~5회 돌린다. 힘을 주어 무리하게 돌리지 않는다. 반대쪽도 실시한다.

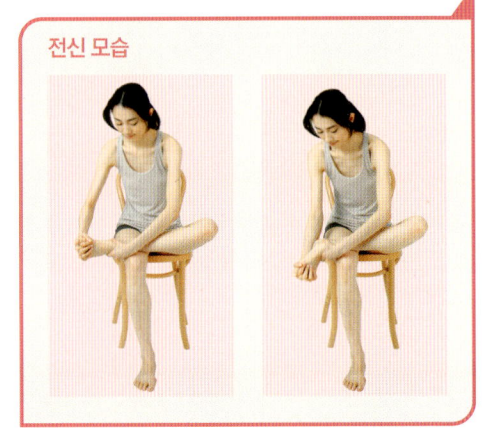

전신 모습

개선 포인트: 단지굴근 등 ※

발가락을 잘 움직이지 못하는 사람
발의 섬세한 움직임을 돕는
발가락 가위바위보

발가락 움직임이 나빠지면 서거나 걷는 일이 어려워질 수 있다. 발가락 가위바위보를 반복하는 것만으로도 발가락을 움직이는 많은 근육을 단번에 활성화할 수 있다.

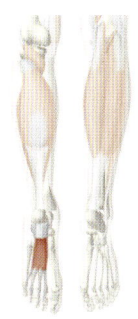

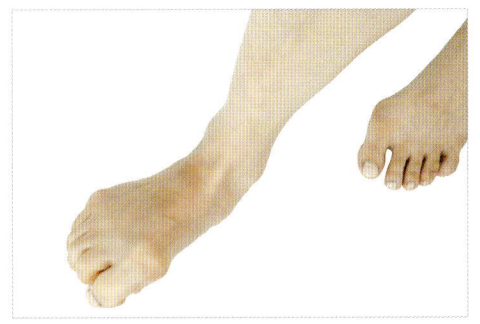

1 발가락을 전부 오므린다. 이때 발바닥에 통증이 있는 사람은 테니스공 마사지(p.141)를 병행하도록 한다.

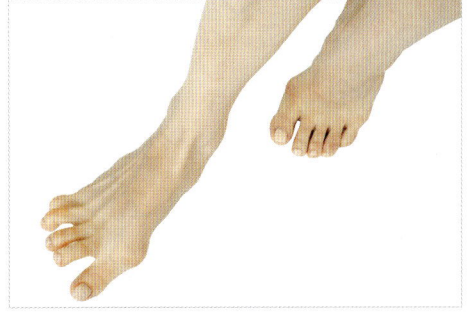

2 발가락을 전부 벌린다. 천천히 크게 움직여서 발가락 가위바위보를 5~10회 반복한다. 반대쪽도 실시한다.

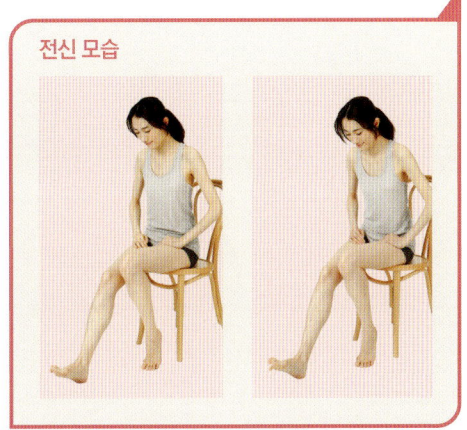

전신 모습

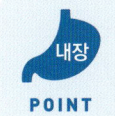

내장 POINT 발바닥의 근육과 근막은 내장과 연결되어 있다고 알려져 있다. 경락에서는 신경과 연결되어 있어서 비뇨기계 기능이 활성화된다.

※ 이외에 소지외전근, 모지외전근, 배측골간근, 충양근, 단모지굴근, 단소지굴근, 장지굴근, 장모지굴근

한쪽 발이 잘 걸려 넘어지는 사람
고관절의 부담을 덜어주는
발목 누르기

개선 포인트: 발목뼈 (목말뼈, 주상골)

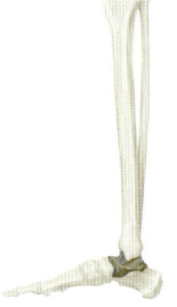

발에는 많은 뼈가 모여 있다. 이 뼈들을 바르게 조정하면 무릎, 고관절, 엉치엉덩관절에 이르는 힘을 경감할 수 있다.

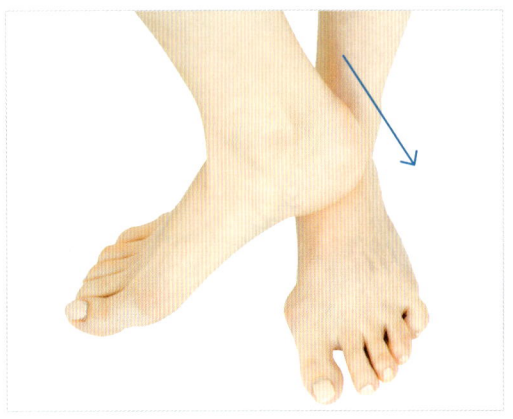

오른발 뒤꿈치를 왼쪽 발등에 대고 시원하다고 느끼는 강도로 누른다. 이 상태로 왼쪽 무릎을 5~10회 가볍게 구부렸다 폈다 한다. 반대쪽도 실시해도 되지만 문제가 있는 쪽만 해도 괜찮다. 반드시 벽을 짚고 하며, 골다공증이 있는 사람은 하지 않는다.

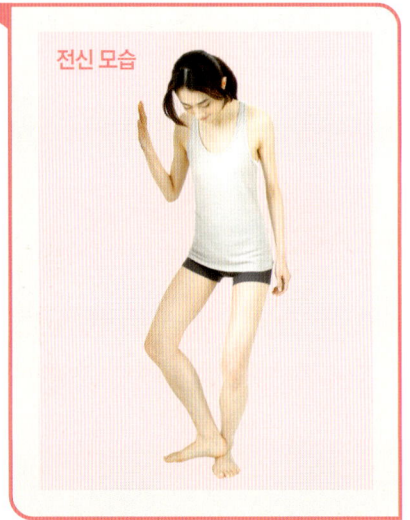
전신 모습

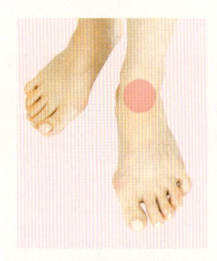
누르는 부위
목말뼈와 주상골은 발등의 발목 근처에 있다. 이곳을 누른다.

갑작스럽게 허리 통증이 느껴질 때 대처 방법

허리가 갑자기 아프거나 뻐근할 때 통증을 호전시키는 방법을 소개한다.
아픈 부위를 움직이지 않으면서 언제 어디서나 할 수 있어 유용하다.

허리를 굽히거나 펼 때 아프면
뒷무릎 마사지

무릎 뒤에는 '위중'이라는 경혈이 있다. 허리를 굽히거나 펼 때 발생하는 요통에는 이 경혈 부위를 마사지하는 게 특히 효과적이다. 통증이 완화될 때까지 지속적으로 눌러준다.

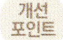 슬와근, 비복근

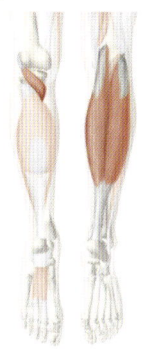

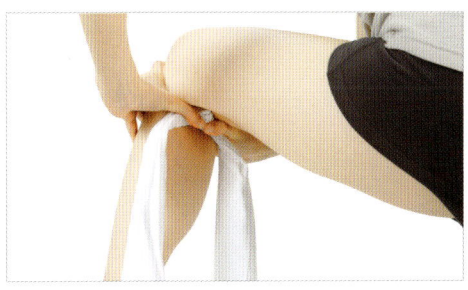

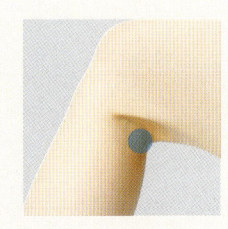

경혈 찾는 법
위중은 요통에 효과가 있다고 알려진 경혈이다. 뒷무릎의 옆주름 중앙 부분에 있다.

손수건을 매듭지어서 무릎 뒤에 대고 무릎 아래의 뼈가 튀어나온 부분을 향해서 누른다. 강하게 주무르지 말고, 30~60초간 지속적으로 누른다. 중간에 잠깐 쉬어도 좋다. 양쪽 다 해도 좋지만 한쪽 허리만 아프다면 아픈 쪽만 해도 된다.

손수건의 활용
손수건을 꽉 묶으면 경혈을 자극하기에 딱 알맞게 단단해진다.

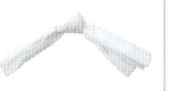

전신 모습

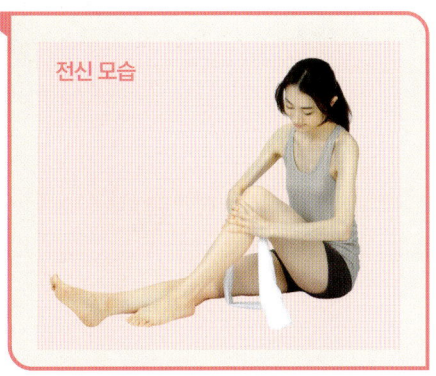

스트레스로 인해 요통이 생기면
후두부 마사지

개선 포인트 판상근, 후두하근, 승모근

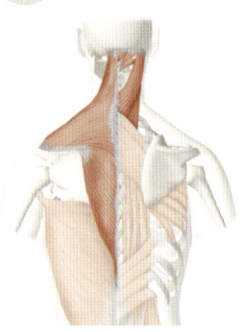

후두부 근육은 스트레스를 받으면 쉽게 긴장한다.
이 부위를 천천히 풀어주면 목뼈(경추)나 등 근육의 긴장이 풀리면서
허리 통증이 완화된다.

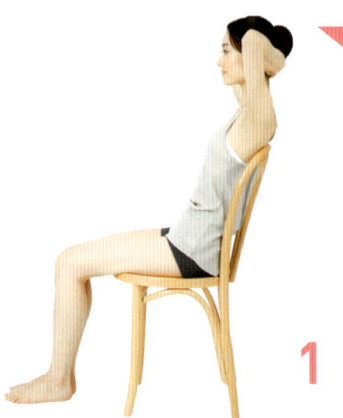

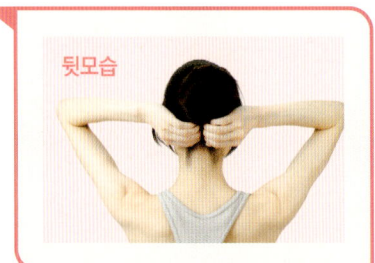
뒷모습

1 의자에 앉아서 양 손끝을 가지런히 모아 머리 뒤 오목한 부분에 댄다.

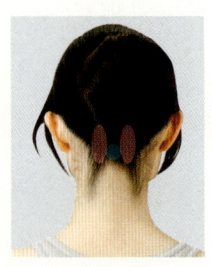

주무르는 부위
머리 뒤 오목한 부분 양쪽에 근육의 융기가 느껴지는 부분을 마사지한다.

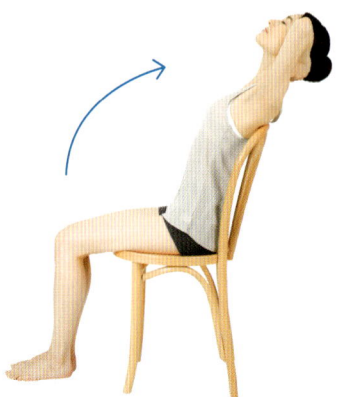

2 상체를 뒤로 젖히면서 머리 무게를 이용해 시원하다고 느낄 정도로 부드럽게 마사지한다. 30~90초 정도 좌우나 상하로 주물러도 좋다. 위를 보고 누워서 해도 좋다.

 마음 POINT

목뼈나 후두부의 연결 부위는 부교감신경의 연결로다. 정신적인 스트레스는 목 근육을 긴장시키기 때문에 해당 부위를 풀어주면 마음이 편안해진다.

갑자기 허리를 움직이기 무서우면
발목·발뒤꿈치 마사지

개선 포인트: 목말뼈, 아킬레스건, 여러 힘줄 등 ※

발목과 허리는 밀접하게 연관되어 있다.
그래서 허리 통증을 호소하는 사람에게 발목이나 발뒤꿈치를 마사지하면 증상이 호전되기도 한다. 허리에 부담이 되지 않으므로 안심하고 할 수 있다.

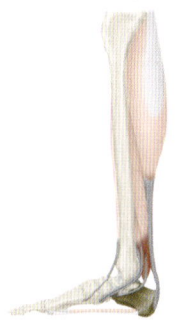

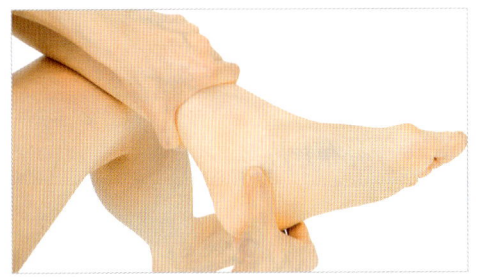

1 발목을 허벅지 위에 올린 다음 발뒤꿈치를 엄지와 검지로 압박한다. 엄지와 검지 사이에 끼우듯이 하면 잘 압박할 수 있다.

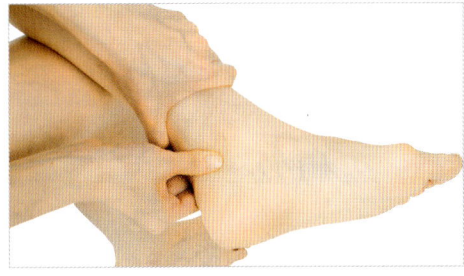

2 발목을 엄지와 검지로 압박한다. 아킬레스건 쪽부터 엄지와 검지 사이에 끼우듯이 하면 잘 압박할 수 있다.

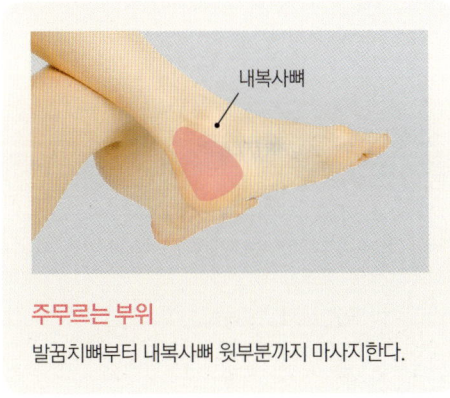

내복사뼈

주무르는 부위
발꿈치뼈부터 내복사뼈 윗부분까지 마사지한다.

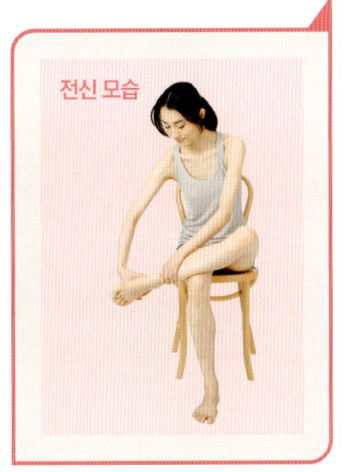

전신 모습

※ 이외에 장·단비골건, 후경골근건, 장모지굴근건, 장지굴근건

허리가 굳어지는 느낌이 들면
히프 백

앉아 있을 때 허리가 구부정한 사람은 갑작스럽게 요통이 생기기 쉽고, 그대로 허리가 굳어질 우려도 있다. 허리뼈의 자연스러운 곡선을 회복하면 허리도 튼튼해지고 요통도 예방할 수 있다.

개선 포인트 햄스트링

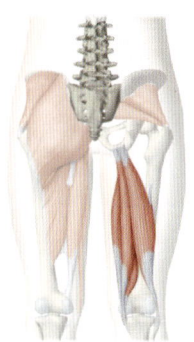

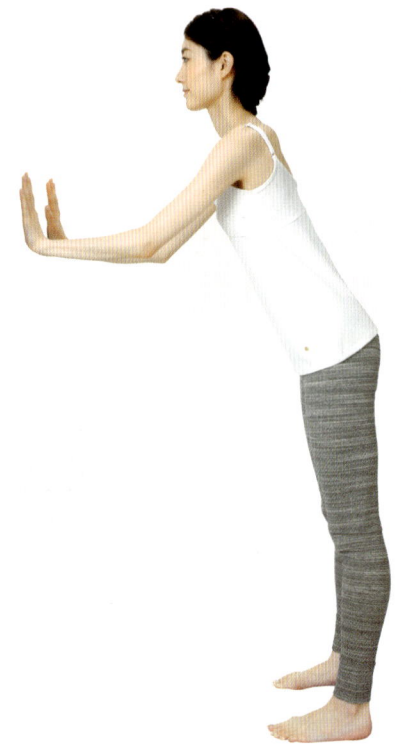

1 벽을 보고 한 걸음 떨어져 마주선 다음 가슴 높이에 양손을 댄다. 드로인을 의식하여 배가 들어가게 한다.
※ 드로인은 100쪽 참조.

2 시선은 정면에 두고 무릎을 가볍게 굽힌다. 등이 구부러지지 않도록 주의한다.

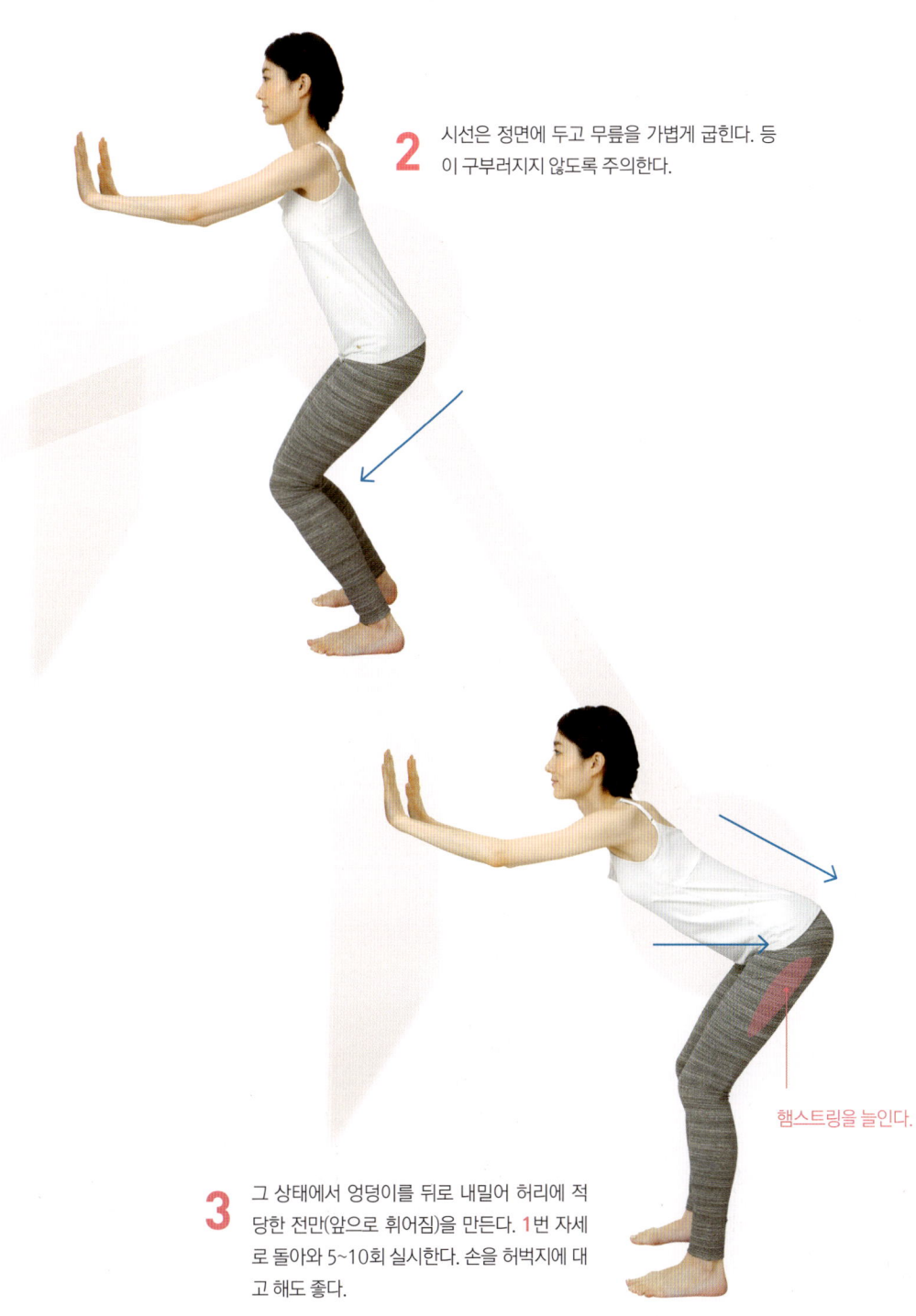

햄스트링을 늘인다.

3 그 상태에서 엉덩이를 뒤로 내밀어 허리에 적당한 전만(앞으로 휘어짐)을 만든다. 1번 자세로 돌아와 5~10회 실시한다. 손을 허벅지에 대고 해도 좋다.

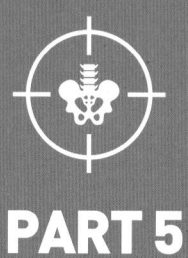

PART 5

'더 편안해진다!'

알아두면 도움되는 동양의학 관점에서의 통증

지금까지는 주로 서양의학의 관점에서 허리 통증을 살펴보았는데,
동양의학에서는 요통을 어떻게 받아들여 치료해오고 있는지 알아보자.
지금까지 알아본 요통에 대한 개념은 동양의학과 통하는 면이 있다.
통증을 바라보는 또 다른 개념과 방법을 통해 요통이 없는 건강한 몸과 마음을 되찾자.

동양의학에서 보는 요통 치료법

●● 오장육부 중에서 '간'과 '신'이 관계한다

현대 서양의학은 병의 원인 제거나 증상 억제가 중심이지만, 동양의학에서는 같은 질환이라도 개개인의 체질과 상태에 따라 처방을 달리해 몸이 지닌 자연치유력을 높여서 건강을 회복시킨다. 중국에서 시작된 동양의학은 고대에 완성된 의학 체계이지만 현재에도 한국이나 일본에서는 병의 치료나 건강관리에 널리 활용되고 있다.

동양의학에서는 인간의 몸이나 생리 활동을 오장육부(五臟六腑)로 분류하고 있다. 오장은 간, 심, 비, 폐, 신의 다섯 가지를 말한다. 간이나 신이라고 해도 현대 의학에서 말하는 간장이나 신장과 똑같지는 않다. 어디까지나 동양의학에서 쓰이는 개념인데, 하나의 내장 기관을 말하는 것이 아니라 대표적인 간장이나 신장을 중심으로 관계하여 발생하는 생리현상을 의미한다. 육부는 위, 대장, 소장, 담, 방광, 삼초를 말한다. 오장육부는 각각의 장기가 서로 협력하여 인간이 살아가기 위한 모든 기능을 수행하고 있다.

동양의학에서는 몸에 문제가 발생하면 해당 부위만 진단하지 않고 몸 전체를 진단한다. 또 항상 자연을 포함한 주변 환경의 영향까지 생각하면서 몸 전체의 균형을 맞춰 각 부위에서 발생하는 문제를 해소한다. 따라서 허리에 통증이 생기면 허리만 치료 대상으로 삼지 않고, 현재 처한 환경이나 오장육부 상태를 좋게 만들기 위해 노력한다. 일반적으로 동양의학에서는 간과 신이 약해지면 허리에 통증이 발생하기 쉽다고 생각한다.

오장이란?

오장은 서양의학에서 말하는 내장 기관뿐 아니라 내장 주변의 상호작용에 의한 기능과 역할도 의미한다. 다음의 그림은 그 개념을 이미지화한 것이다.

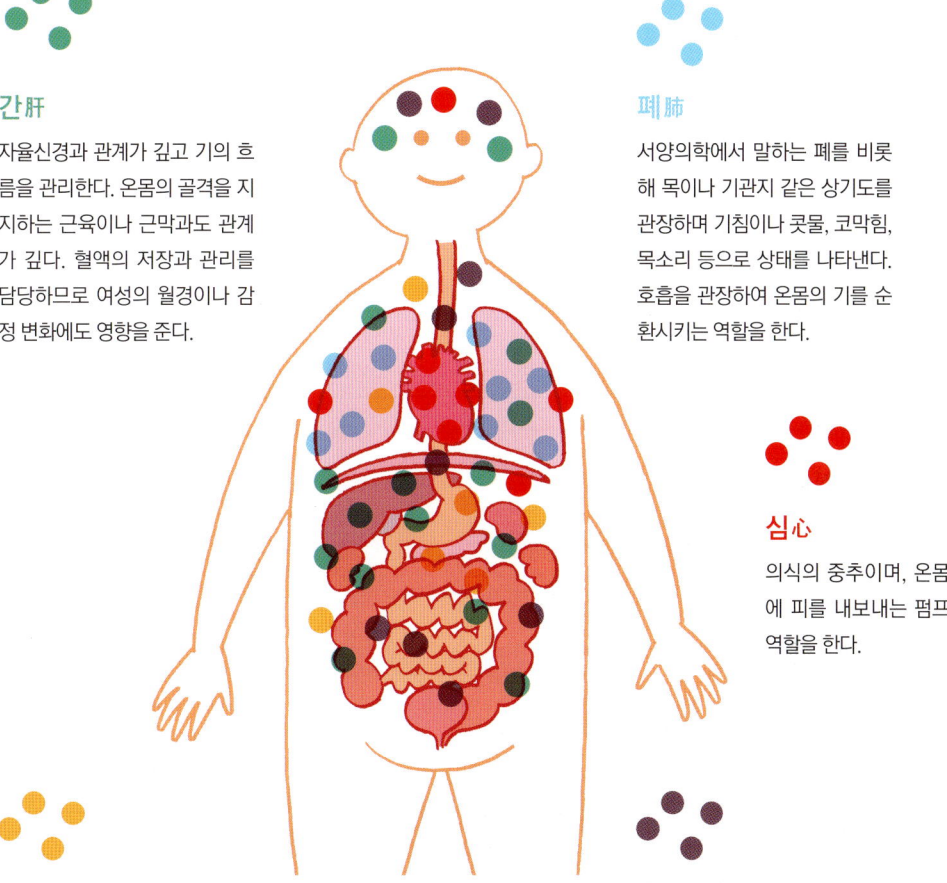

간肝
자율신경과 관계가 깊고 기의 흐름을 관리한다. 온몸의 골격을 지지하는 근육이나 근막과도 관계가 깊다. 혈액의 저장과 관리를 담당하므로 여성의 월경이나 감정 변화에도 영향을 준다.

폐肺
서양의학에서 말하는 폐를 비롯해 목이나 기관지 같은 상기도를 관장하며 기침이나 콧물, 코막힘, 목소리 등으로 상태를 나타낸다. 호흡을 관장하여 온몸의 기를 순환시키는 역할을 한다.

심心
의식의 중추이며, 온몸에 피를 내보내는 펌프 역할을 한다.

비脾
소화기계를 관장하고 음식으로 생명 활동에 필요한 후천적인 에너지를 생산해낸다. 여기서 말하는 '후천'이란 신이 태어날 때부터 저장하고 있는 선천적 에너지와 대조되는 개념이다. 어린 시절에 허약했더라도 생활에 주의하고 관리하면 건강해질 수 있다고 하여 동양의학에서는 특히 중요하게 여긴다.

신腎
태어나면서 부모에게 물려받은 선천적 에너지인 '기'를 저장하고 있기 때문에 신기능이 약하면 바로 노화가 나타난다. 또 척추나 신경계와 관계가 깊다. 노화에 의한 변성이나 치매 등은 신기능의 쇠약을 의미한다고 할 수 있다.

간이 약해지면 근육에 이상이 나타난다

●● 간은 근육이나 근막과 관계한다

앞에서 간과 신이 요통에 깊이 관여한다고 했는데, 그 이유를 설명하고자 한다.

동양의학에서 간은 근육과 근막을 관장한다고 여긴다. 즉, 간이 약해지면 근육이나 근막에 문제가 발생한다는 뜻이다. 흔히 요통의 원인은 뼈나 관절에 있다고 생각하기 쉬운데, 비특이적 요통의 경우 근육이나 근막이 원인이 되어 발생하는 경우가 상당히 많다. 왜냐하면 근육과 근막은 골격을 지지하는 중요한 역할을 담당하기 때문이다.

간이 약해져서 근육이 제대로 수축하지 못하거나 근막이 단축되면 척추나 골반을 안정적으로 지지할 수 없다. 그 결과, 뒤틀림이 생겨서 허리가 굳고 아프게 되거나 근육과 근막 자체의 이상이 통증 유발점이 되어 요통을 일으키게 된다. 또한 간은 화나 불안한 감정과도 관계가 있다. 억눌린 화가 누적되면 간이 약해져서 허리에 통증을 일으키는 원인이 된다.

'간신동원'[1]이라는 말이 있듯, 신이 약해지면 간도 약해지고 간이 약해지면 신도 약해진다. 따라서 근육이나 근막, 척추나 골반 같은 뼈로 구성된 허리에 통증이 생기면 간이나 신 등도 살펴서 함께 관리할 필요가 있다.

[1] 동양의학에서는 오행(목, 화, 토, 금, 수)이라는 자연에 오장육부를 적용하여 생각한다. 오행에서 간은 목(木), 신은 수(水)에 해당하며 상생 관계에 있다.

간의 건강도 체크리스트

☐ 근육이 종종 경련을 일으키거나 다리에 쥐가 날 때가 있다
☐ 가끔 현기증이 난다
☐ 눈에 불편한 증상이 자주 나타난다
☐ 혈압이 자주 높아진다
☐ 자주 불안해진다 | 스트레스가 잘 발산되지 않는다
☐ 주변에서 자신을 제대로 평가해주지 않는다고 생각한다
☐ 몸이 나른하거나 의욕이 생기지 않을 때가 있다
☐ 겨드랑이나 갈비뼈 주변※이 붓고 아플 때가 있다
☐ 자주 배에 가스가 찬다
☐ 생리주기가 일정치 않다 | 생리전증후군이 자주 나타난다
☐ 쉽게 잠들지 못한다
☐ 손톱이 잘 부러진다

4개 이상 해당되는 사람은 간이 약해져 있을 가능성이 있다.

※상복부에서 양쪽 갈비뼈 아랫부분

간에 관계하는 경혈

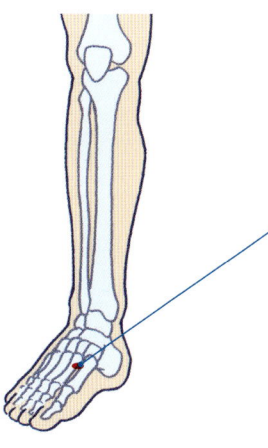

태충

간의 경맥(기혈이 순환하는 기본 통로) 에너지 상태를 가장 잘 나타내는 경혈이다. 첫째와 둘째 발가락 사이를 발목 쪽으로 타고 올라가서 뼈에 닿는 부분에 위치한다. 이곳의 박동이 약한 경우 시원하다고 느낄 정도의 압력으로 자극하면 맥박이 강해지는(간의 상태가 좋아지는) 것을 느낄 수 있다.

신이 약해지면 척추에 문제가 발생한다

•• 신은 뼈나 골수와 관계한다

동양의학에서 신은 뼈와 골수(골수·척수)를 관장한다고 여긴다. 온몸의 뼈와 관계하는데, 특히 척수나 뇌처럼 신경계와 관련이 깊은 척추가 신의 상태를 나타낸다. 바꿔 말하면, 척추에 문제가 생기거나 통증이 발생하는 것은 신에도 어떤 문제가 있음을 알려주는 신호라 볼 수 있다. 이외에도 신이 약해지면 머리카락이 잘 빠지거나 이가 약해지거나 건망증이 생기기도 한다.

신은 노화와도 관련이 깊다. 우리가 모르는 사이에 척추가 변성되거나 노화 현상이 진행되므로 신의 쇠약에도 의식적인 주의가 필요하다. 노화가 모든 요통의 원인이라고 말할 수는 없지만, 나이가 들어 냉증이나 야간 빈뇨 등의 자각증상을 동반하는 요통은 신의 쇠약이 직접적으로 드러난 결과라고 할 수 있다.

선천적으로 신의 에너지가 많은 사람이나 후천적으로 건강하게 자란 사람일지라도 과신해선 안 된다. 매일 바쁘게 생활하거나 무리를 하면 신을 해친다. 무분별한 식생활과 남성의 과도한 성생활도 신에 나쁜 영향을 주는데, 현대인의 요통에는 이런 생활습관도 크게 연관되어 있다.

신은 불안, 공포, 두려움, 놀람 같은 감정에도 관여한다. 신이 약해진 사람은 불안과 공포를 강하게 느끼고 작은 일에도 놀라거나 불안해한다. 이런 감정도 요통과 관계가 있다.

신의 건강도 체크리스트

☐ 머리카락이 잘 빠진다
☐ 이가 약해졌다
☐ 이명이나 난청이 있다
☐ 최근 들어 요통을 더 자주 느낀다
☐ 다리에 힘이 없다
☐ 무릎이 아파서 힘이 들어가지 않을 때가 있다
☐ 건망증이 생겼다
☐ 밤에 화장실에 가는 횟수가 늘었다
☐ 불안감이 있다
☐ 작은 일에도 쉽게 놀란다
☐ 발바닥이 화끈거린다

4개 이상 해당되는 사람은 신이 약해져 있을 가능성이 있다.

신에 관계하는 경혈

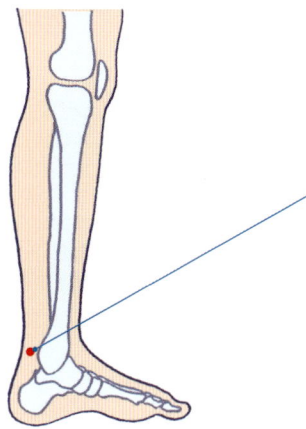

태계

신의 경맥 에너지 상태를 가장 잘 나타내는 경혈이다. 안쪽 복사뼈와 아킬레스건의 중간 지점에 위치한다. 이곳의 박동이 약한 경우 시원하다고 느낄 정도의 압력으로 자극하면 맥박이 강해지는(신장의 상태가 좋아지는) 것을 느낄 수 있다.

경락의 경로는 근막과 흡사하다

●● 요통에는 간경과 신경이 관계한다

동양의학에서는 '기'라는 에너지가 흐르는 길이 몸속에 존재한다고 생각한다. 이것이 바로 '경락'이다. '경혈'은 체표에 뻗은 경락 위에 있는 틈이나 공간으로, 인체의 기가 출입하고 활동하는 문호라고 할 수 있다. 경혈은 뭉침, 압통 등의 자극점이면서 동시에 질병에 대한 반응점이다.[1]

경락에는 요통과 관계가 깊은 간과 신, 두 장기와 관계가 깊은 '간경'과 '신경'이라는 길이 있다. 두 경락 모두 발에서 시작해 다리 안쪽과 뒤쪽을 지나 상반신으로 올라간다. 간경은 생식기를 통해 상반신으로 이어지고, 신경은 척추를 지나 배로 나와 위로 뻗는다.

경락은 육장육부[2]의 상태를 피부나 근육·근막에 나타내는 길인데 장부에는 표리 관계(음양 관계)가 존재한다. 신과 방광, 간과 담은 서로 밀접하게 관계하고 있어서 신이 약해지면 방광경에, 간이 약해지면 담경에 긴장이나 통증 등의 이상이 나타난다. 방광경은 장딴지, 허벅지 뒤, 엉덩이, 허리, 등, 머리로 이어지고, 담경은 머리에서 겨드랑이, 몸의 측면, 다리 바깥쪽으로 이어지므로 요통을 일으킬 수도 있다.

장부의 음양 현상은 근육의 길항근이나 자율신경의 길항 작용과 비슷하다. 그래서 경락과 근막의 흡사한 경로나 성질에 대한 연구가 허리 통증을 개선하는 한 계기가 될지도 모른다.

[1] 체표에 세로로 뻗은 큰길을 정확하게는 '경맥'이라 하고, 그 경맥과 경맥을 잇는 길을 '낙맥'이라고 한다. 두 가지를 합쳐서 경락이라고 하는데, 대부분의 경혈이 경맥 위에 있다.

[2] 경락에서는 '심포'라는 장기가 더해져 육장육부가 된다. 몸 안쪽(육장육부)과 몸 바깥쪽(피부 및 근골격)이 경락에 의해 연결되어 있다.

요통에 관계하는 경락

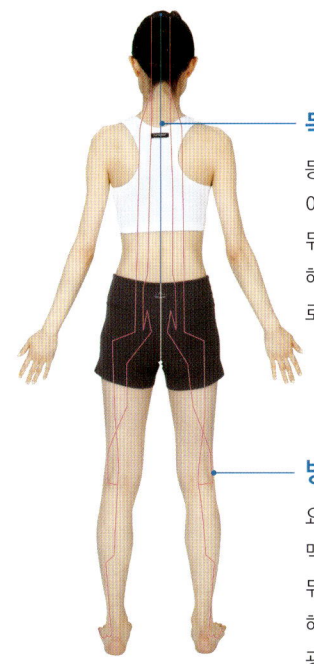

독맥
등의 중앙에서 척추를 따라 이동하는 경맥이다. 척추가 뒤틀리면 독맥의 운행을 저해하여 요통이나 등 통증으로도 나타난다.

방광경
요통과 가장 관계가 깊은 경맥으로 머리·등·허리·다리 뒤쪽으로 이어진다. 신이 약해지면 표리 관계에 있는 방광경을 따라 긴장이나 통증이 나타나기 쉽다.

간경
엄지발가락에서 시작해 안쪽 허벅지를 타고 올라가 생식기를 통과하여 갈비뼈(상복부에서 양쪽 갈비뼈의 아랫부분)에 이르기 때문에 부인과 질환이나 월경 문제와도 밀접한 관련이 있다. 다른 갈래로는 두정에서 독맥과 연결된다.

임맥
몸의 앞쪽 중앙을 지나는 경맥으로 독맥과 연결되어 몸의 앞뒤를 돈다. 여성의 월경과도 관계하고 다른 갈래로는 허리뼈를 지난다.

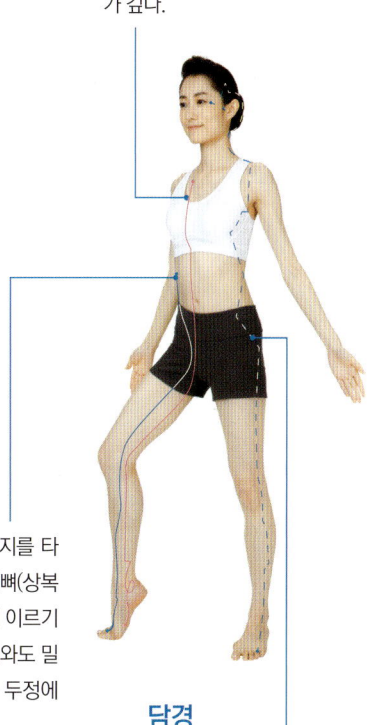

신경
발바닥에서 시작해 허벅지 뒤쪽을 지나 척추를 관통한 후 체표로 나와 배, 가슴으로 올라간다. 요통의 근본 원인이 되는 대요근과도 관계가 깊다.

담경
머리에서 겨드랑이, 엉덩이, 다리로 이어지면서 몸의 측면을 통과하는 경맥이다. 간이 약해지면 표리 관계에 있는 담경을 따라서 긴장이 나타나기 쉽다.

'간신'을 높여서 요통을 물리친다

•• 너무 무리하지 않는 것이 중요하다

동양의학에서 간과 신은 중요한 오장에 속하는데, 일본에서는 '가장 중요한 것', 즉 '핵심'[1]이라는 뜻을 말할 때 간과 신을 뜻하는 한자를 넣어서 쓴다. 그만큼 간과 신을 중요하게 의식하는 것이다. 그런데 건강한 사람이 과로하거나 너무 무리하면 간과 신을 해친다. '이 정도쯤이야' 하고 참거나 과신하면 간과 신이 약해져 허리를 비롯한 여러 부위에 통증을 유발할 수 있다.

이런 일을 예방하기 위해서는 매사에 너무 무리하지 않는 것이 중요하다. 자신은 무리해도 괜찮다고 생각하는 사람일수록 더 주의해야 한다. 이미 간이나 신의 기능이 저하되었다면 몸과 마음을 충분히 쉬게 하여 에너지를 회복하는 시간을 가질 필요가 있다.

남성의 경우에는 과도한 성생활도 피해야 한다. 많은 남성이 성생활뿐만 아니라 일을 너무 많이 하거나 오기로 버텨서 건강을 잃는 경향이 있다.

식사에서는 간이나 신에 부담이 되는 음식을 많이 섭취하지 않도록 주의한다. 호흡도 중요하다. 깊게 호흡하면서 횡격막을 위아래로 움직이면 간 등의 내장을 마사지하는 효과가 있다. 스트레스를 받으면 호흡이 얕아지므로 의식적으로 천천히 길게 호흡하려고 노력하여 스트레스나 자율신경과 관계가 깊은 간과 신의 기능을 높이도록 하자.

---

1 일본어에서 핵심이라는 뜻으로 많이 사용되는 단어는 '肝腎要'인데, 사실 간장과 신장이 중요하다는 어원에 가까운 한자는 '허리 요(腰)' 자이다. 요긴할 요(要)에 육체를 의미하는 육달월(月=肉)이 더해진 글자가 허리 요(腰)인 것을 보면 간장과 신장이 허리와 관계가 깊다는 사실을 알 수 있다.

간신을 건강하게 유지하는 방법

식사

신의 기능을 높이기 위해서는 콩류나 블랙 푸드(검은 목이버섯이나 검은콩 등)를 섭취하면 좋다. 구연산을 많이 함유한 자몽이나 레몬 등을 섭취하면 근육의 피로가 풀리고 간에도 좋다. 단, 너무 많이 먹으면 설사를 할 수 있으므로 주의한다. 두충차는 신과 간을 튼튼하게 하고 요통에 효과가 있다고 알려져 있다.

호흡

간의 서양의학적인 기관에 해당하는 간장은 횡격막의 넓은 범위에 붙어 있고, 신과 관계가 깊은 대요근도 횡격막과 연결되어 있다. 깊은 호흡으로 횡격막을 움직여서 부교감신경이 활성화되면 몸과 마음이 편안해지고 간과 신에 모두 도움이 된다.

운동

에너지를 많이 소모하는 과격한 운동을 자제하고 적당히 운동하면 간과 신 모두에 도움이 된다. 이 책에 소개된 운동법 중에서 간에는 삼각 자세(p.94)를, 신에는 브리지(p.104)를 특별히 추천한다.

감정 조절

부정적인 감정이 지나치게 많이 쌓이면 간과 신이 동시에 약해진다. 또 공포나 불안한 감정으로 인해 초조감, 분노 같은 감정이 연쇄하는 경우도 있다. 자신의 감정을 객관적으로 분석하고, 가능한 범위 내에서 공포와 분노의 감정을 예측해 잘 다스려나가는 일이 중요하다. 일이 잘되지 않을 때는 과거에 성공한 경험을 떠올리면서 긍정적인 방향으로 이끌자.

성생활

본래 성생활은 기에 충실하다는 의미로 좋게 생각되었는데 지나치면 특히 신을 소모하게 된다. 특히 남성의 과도한 사정은 삼가는 편이 좋다.

동양의학에서 통증을 바라보는 시선

동양의학에서는 '불통즉통'이라는 말이 있는데, 통증은 기혈이 흐르지 않을 때 발생한다는 뜻이다. 즉, '통즉불통=통하면 아프지 않고 흐르면 통증은 발생하지 않는다'는 것이다. 물을 예로 들어보자. 물은 날씨가 너무 더우면 썩고 극한의 지역에서는 언다. 하지만 어디에 있든지 흐르고 있거나 항상 샘솟는 물은 썩거나 얼지 않는다. 마찬가지로 사람의 몸도 항상 순환하는 상태가 이상적이다. 무엇인가를 너무 고집하거나 계속 긴장하거나 호흡이 멈추는 등의 일들이 통증을 오래 끌거나 심화시키는 결과를 낳는다. 그러므로 평상시에 호흡하거나 몸을 움직일 때 깊고 천천히 무리하지 않게 기의 흐름이 원활히 순환하도록 노력하자.

모든 치료는 내 몸과 감정에
귀 기울이는 것에서 시작된다

노여움·두려움·놀람이라는 감정에 주의한다

동양의학에서는 질병이나 컨디션 난조의 원인을 내인, 외인, 불내외인의 세 가지로 분류한다. 내인은 감정이나 마음의 문제이고 외인은 감염증 등을 가리킨다. 불내외인은 과식이나 과로, 나쁜 자세, 운동 부족 등의 생활습관을 말한다. 동양의학에서는 특히 내인, 즉 감정 변화를 중요한 병의 원인으로 판단한다.

'기쁨·노여움·근심·생각·슬픔·놀람·두려움'의 일곱 가지 감정(칠정)은 오장과 관계가 깊다. 예를 들어 간은 노여움, 심은 기쁨, 비는 생각, 폐는 슬픔과 근심, 신은 두려움과 놀람의 감정과 관계가 있다. 과도한 감정이나 장기간에 걸친 감정의 변화가 오장에 영향을 미치기도 하고, 반대로 오장이 약해져서 감정으로 나타나기도 한다.

이를 요통 문제로 좁혀서 이해해보면, 앞서 간은 노여움, 신은 두려움이나 놀람의 감정과 관계한다고 말했다. 화를 잘 내고 자주 불안해하는 사람은 간이 약해져 있을 가능성이 있고, 불안이나 공포를 느껴서 쉽게 놀라는 사람은 신이 약해져 있을 가능성이 있다. 화를 내거나 불안해하는 감정 자체는 나쁘지 않지만 몸과 감정의 상호작용이 뜻하지 않게 통증의 원인이 될 수 있음을 알아야 한다.

객관적으로 자신의 몸과 감정을 바라보고 어떤 감정일 때 허리가 아픈지, 아프지 않을 때는 어떤 상태인지를 비교하고 실감하는 일이 중요하다. 부정적인 감정과 스트레스가 너무 많거나 오래 지속되면 몸에 어떤 식으로든 영향을 미친다는 사실을 이해하고, 이를 조절하려 노력해야 통증에서 벗어난 삶을 살 수 있다.

나만의 요통 체크리스트

특별한 일 없이 허리가 아플 때 어떤 상황이었는지를 생각해보자. 아래는 하나의 예시에 불과하다. '이사를 했다' 같은 큰일부터 '신발을 바꿨다' 같은 작은 일까지 우리의 일상에는 항상 변화가 있기 마련이다. 그런 변화를 민감하게 살피고 자신의 몸과 마음이 어떤지 객관적으로 바라보는 자세가 필요하다.

요통을 느낄 때 어떤 상황이었는가?

몸은 어땠는가?
- ☐ 허리 말고 다른 곳에도 통증이 있었다
- ☐ 근육에 경련이 있었다
- ☐ 이명이나 현기증이 있었다

식사는 어땠는가?
- ☐ 너무 많이 먹었다
- ☐ 식욕이 없었다
- ☐ 평소에 먹지 않던 음식을 먹거나 편식을 했다

대인관계는 어땠는가?
- ☐ 상사나 부하와 잘 지내지 못했다
- ☐ 친구를 만나거나 대화하지 못했다
- ☐ 개인적인 고민이 있었다

수면은 어땠는가?
- ☐ 수면 시간이 적었다
- ☐ 잠을 자도 피로가 풀리지 않았다
- ☐ 자다가 중간중간 눈을 뜨는 일이 많았다

감정은 어땠는가?
- ☐ 평소보다 짜증이 많이 났다
- ☐ 평소보다 불안했다
- ☐ 평소보다 쉽게 놀랐다

일은 어땠는가?
- ☐ 일하는 환경이 바뀌었다
- ☐ 서서 하는 일이 많았다
- ☐ 바빠서 일을 너무 많이 했다

맺음말

요통 없는 쾌적한 날들을 되찾기를

수많은 요통 관련 서적 중에서 이 책을 선택하고 마지막까지 읽어준 독자 여러분께 감사드린다.

이 책의 출판이 결정되었을 때 가장 먼저 떠오른 것은 고향에 있는 허리가 아픈 친구와 지인 그리고 가족들의 얼굴이었다. '어서 고향으로 돌아와 치료해줘'라는 말에 응답하지 못하고 있었는데, 이 책으로 답을 대신할 수 있겠다는 생각이 들었다. 동시에 요통의 원인은 아주 다양하기 때문에 환자도 자신의 몸에 대해 제대로 아는 일이 중요하다는 걸 꼭 전해주고 싶었다.

전작 《등뼈 실학》에서는 건강의 척도인 척추의 중요성에 대해 설명하고, 척추 건강을 지키는 방법을 소개했다. 몸의 다양한 이상이 척추에 영향을 줄 뿐 아니라 척추 자체가 각종 질환의 원인이 된다는 걸 강조했다.

이 책에서는 독자 스스로 요통을 개선하는 것을 목표로 삼고 있다. 자신의 요통에 대해 바로 알고 자신과 주변 환경을 되돌아보는 계기가 되길 바라는 마음을 담았다.

내가 인생에서 두 번째로 경험한 요통은 상하관계가 엄격한 직장에서 받은 정신적인 스트레스가 주요 원인이었다. 평소에 느끼는 허리 통증에 공포와 초조함 같은 감정의 기복, 다리의 화끈거림, 수면의 질 저하 같은 증상이 더해졌다. 지금 생각하면 알기 쉬운데 당시에는 설마 내가 스트레스 때문에 요통을 앓으리라고는 꿈에도 생각하지 못했다.

이제는 몸소 체험도 하고 요통을 호소하는 많은 환자를 치료한 경험을 통해 요통은 추간판 탈출 등의 문제뿐 아니라 정신적 스트레스나 내장의 이상, 근막이나 관절 문제와 같은 다양한 원인으로 발생한다는 사실을 믿고 있다. 내겐 너무 당연한 이야기지만, 요통으로 괴로워하는 사람들에게는 새로운 접근일 수도 있어서 지금 알고 있는 요통에 대한 지식과 개선 방법을 가급적 알기 쉽게 전하기로 마음먹었다.

이 책에서 나는 독자들의 이해를 돕기 위해 인체 일러스트를 많이 사용하여 요통의 원인과 메커니즘을 소개했다. 또한 근육 강화, 관절 가동술, 스트레칭, 마사지 이렇게 네 가지 개선 방법과 그 차이를 환자 스스로 생각하면서 접근할 수 있도록 상세히 설명했다. 부디 무리하지 않는 범위 내에서 꾸준히 실시해 통증이 없던 시절로 돌아갈 수 있기를 바란다.

임신 중 요통이나 급성 요통 등에 대해서는 별로 언급하지 않았다. 만약 이 책을 읽고 이해가 되지 않거나 불안한 마음이 든다면 혼자 끙끙 앓지 말고 다른 사람에게 의지하는 방법도 있다는 사실을 잊지 않길 바란다. 적절한 의료기관을 찾아서 그들의 의견에 귀를 기울이는 일도 중요하다. 왜냐하면 환자 혼자서 느낄 수 없는 감각이나 조언이 필요할 때도 있기 때문이다. 여러분 주변에는 분명 신뢰할 만한 전문가가 있을 것이다. 자신의 통증에 대해 자세히 설명하고 그 외의 증상이나 환경 변화도 터놓고 이야기해보길 바란다. 통증만 놓고 보면 낫지 않던 요통도 자신과 주변을 전반적으로 살피면 개선될 수 있다.

출판에 즈음하여 추천사를 써준 나카무라 나오토 선생님과 조언을 아끼지 않은 고다 마코토 선생님께 깊이 감사드린다. 두 분을 마음속 깊이 존경한다. 또 언제나 지지해주는 믿음직한 직원들과 나를 믿어주는 환자들, 나의 뿌리인 부모님께도 감사드린다. 그리고 마지막까지 타협하지 않고 최고의 책을 만들어준 출판사 측에도 감사드린다.

이 책을 통해 많은 사람이 자신의 몸과 제대로 마주하여 넘치는 정보의 물결에 휩쓸리지 않고 스스로 판단하여 선택하고 행동하는 힘을 기르기를 희망한다. 여러분의 자연치유력이 활성화되어 요통 없는 쾌적한 날들을 되찾는 계기가 된다면 기쁘겠다.

이시가키 히데토시

출판에 즈음하여

나는 요통에 대해서 이렇게까지 포괄적으로 알기 쉽게 해설한 건강서를 달리 알지 못한다.

'○○만으로 요통이 낫는다!' 같은 자극적인 광고로 사람들의 이목을 끄는 서적이 만연한 요즈음 이시가키 씨는 '안타깝게도 그런 일은 없다. 요통의 원인은 아주 다양하고, 요통은 복합적인 증상이다'라고 단언한다. 동양의학, 카이로프랙틱, 침구 등 폭넓은 식견과 풍부한 임상경험이 있기에 그렇게 말할 수 있는 것이다. 나도 충분히 공감한다.

요통뿐만 아니라 모든 병은 원인을 찾지 않으면 쉽게 낫지 않는다. 요통을 앓는 사람의 생활습관과 살아온 역사가 몸에 쌓여 통증으로 나타나기 때문이다. 그 역사를 읽고 원인을 밝혀서 해결 방향을 제시하는 사람이 치료사이다. 그래서 원인을 포괄적으로 바라보는 시야가 필요하다. 읽을수록 진정한 치료사로서 이 책을 세상에 내놓으려는 저자의 마음이 느껴졌다.

이 책에는 혼자 할 수 있는 방법이 풍부하게 소개되어 있어서 자신의 상태를 살피기에 아주 유용해 보인다. 많은 사람에게 닿아서 논리적이고 체계적인 요통 개선법이 널리 퍼지기를 기원한다.

물리치료사 겸 요가·필라테스 강사
일본헬스파운데이션협회 대표이사
나카무라 나오토

모델 다지마 아리사(BLANCHE)
촬영 나카지마 사토미

아픈 허리 되살리는
요통 처방전

초판 1쇄 발행 2022년 12월 20일
-
지은이 이시가키 히데토시
옮긴이 박소연
펴낸이 장재순
-
펴낸곳 루미너스
주소 경기도 고양시 덕양구 덕수천2로 150(동산동), 207동 402호
전화 (02) 6084-0718
팩스 (02) 6499-0718
이메일 lumibooks@naver.com
블로그 blog.naver.com/lumibooks | **포스트** post.naver.com/lumibooks
출판등록 2016년 11월 23일 제2016-000332호
-
디자인 ALL designgroup
인쇄 ㈜상식문화
-
ISBN 979-11-973766-5-8   13510

* 이 책은 저작권법에 따라 보호받는 저작물이므로 무단 전재와 무단 복제를 금지하며,
  이 책 내용의 전부 또는 일부를 이용하려면 반드시 저작권자와 루미너스의 서면 동의를 받아야 합니다.
* 잘못된 책은 구입처에서 바꾸어 드립니다.
* 책값은 뒤표지에 있습니다.